DERNIER COUP

PORTÉ

AU CHOLÉRA

Par le Docteur Achille HOFFMANN

DE LA FACULTÉ DE PARIS

Prix : 1 Franc.

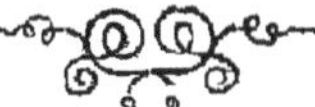

PARIS
CHEZ COURNOL, LIBRAIRE-ÉDITEUR
20, Rue de Seine, 20

Et chez l'AUTEUR, 26, rue Pasquier

1866

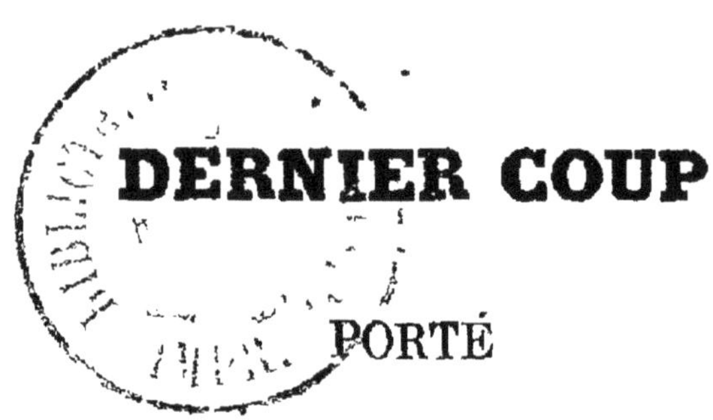

DERNIER COUP

PORTÉ

AU CHOLÉRA

DERNIER COUP
PORTÉ
AU CHOLÉRA

Par le Docteur Achille HOFFMANN

DE PARIS

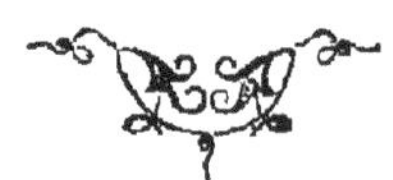

CHEZ

COURNOL, LIBRAIRE-ÉDITEUR

20, RUE DE SEINE, A PARIS

Et chez l'AUTEUR, 26, rue Pasquier

1866

PARIS
IMPRIMERIE DE A. APPERT
56, PASSAGE DU CAIRE, 56

LA VÉRITÉ TOUT ENTIÈRE

SUR LE CHOLÉRA

Je laisse a ceux qui ne savent pas guérir cette maladie, la consolation de discourir longuement sur sa nature, son berceau primitif, les circonstances qui peuvent ou non la répandre. Qu'ils continuent de puiser toutes leurs ressources dans l'hygiène, et qu'ils inondent le public de leurs précautions de salubrité, puisque leur thérapeutique impuissante ne leur accorde pas un remède efficace.

Quant à moi qui possède un traitement aussi sûr que facile pour guérir le fléau de l'Asie, je ne vois aucun avantage *pour personne* à taire la vérité ; je parlerai donc avec l'autorité d'un vieux praticien qui a traversé nos quatre grandes épidémies, en travaillant consciencieusement, et en mettant a profit tout ce que la médecine peut offrir de ressources réelles.

Il résulte de mes observations incontestables que le Choléra est contagieux ; je le dis parce qu'il est important que tout le monde le sache. A quoi servent ces discussions ridicules pour prouver le contraire ? qui peut se laisser prendre à des arguments aussi creux que vides de sens ? S'il n'est point contagieux, pourquoi toutes ces entraves imposées au commerce, à quoi bon ces quarantaines et toutes ces précautions illusoires dont se joue l'objet de votre épouvante ? S'il n'est point contagieux enfin, le courage sublime de notre admirable Impératrice n'est plus qu'une vaine démarche d'ostentation ! ! !

Quand le *Choléra* s'abat sur une ville où déjà plusieurs fois il a exercé ses ravages, tous ceux qui peuvent la quitter se hâtent de se sauver. Est-ce parce que la peur ne raisonne pas qu'ils agissent ainsi ? Non certes, c'est au contraire parce qu'ils raisonnent juste. Le public a maintenant des idées bien arrêtées sur le Choléra et sur les médecins, la contagion lui paraît évidente, et l'impuissance de l'art ne lui est que trop démontrée ; voilà la cause réelle de la panique générale.

1832.

En 1832, on ne connaissait le Choléra que de nom ; on le redoutait sans doute, mais on comptait sur la science pour le combattre. Quel a été le résultat de cette confiance ? Ceux que le fléau a atteints sont tous morts; les médecins avaient été pris, disaient-ils au dépourvu.

1849.

En 1849, seconde invasion du Choléra, la peur grandit, et cependant, comme en dix-sept ans la science pouvait avoir progressé, on fit encore assez bonne contenance, et les médecins de tous les pays, que leur zèle portait au-devant du fléau, tournaient leurs regards pleins d'attente vers cette savante Académie de Médecine de Paris qui, après son cruel échec de 1832, ne pouvait pas être restée inactive pendant le long répit que nous avait laissé le Choléra. Des efforts réunis de ses cent membres constituants était sans doute sorti un spécifique héroïque mis en réserve, et qu'on allait proclamer dans l'univers..... Vain espoir ! les mêmes remèdes qui avaient échoué en 1832 sont exhumés des cartons de l'Académie; pas un moyen nouveau! Les ravages sont affreux et laissent sur toute la France une impression de terreur.

1854.

Je ne m'étendrai pas longuement sur l'épidémie de 1854; il n'y a rien de plus glorieux à en dire pour nos savants: beaucoup de médecins recoururent à la médication anglaise ; on gorgea les malades de *laudanum de Sydenham*, la diarrhée cédait assez promptement aux fortes doses de ce narcotique; mais constamment les malades succombaient à la congestion cérébrale, rien ne pouvait les tirer de cet état de stupeur causé par l'opium; le nombre des victimes fut effrayant.

Que faisait l'Académie tandis que Paris et nos départements étaient aux prises avec cet ennemi redoutable? Désespérant sans doute de rencontrer *par hasard* le remède propre à combattre un tel mal, ses doctes membres perdaient ce temps précieux en vaines discussions sur le *redresseur utérin*, moyen mécanique proposé pour remédier aux déplacements de la matrice; les séances de *quatre mois pleins* furent nécessaires pour arriver aux conclusions d'un rapport sur ce pitoyable sujet !!! Pendant tout ce temps les malades mouraient par milliers et pas un mot de Choléra !!!

1865-66

Nous voici arrivés au moment fatal de la grande crise : Les choses sont devenues tellement graves, qu'elles ne peuvent plus rester dans le *statu quo*.

L'Académie non-seulement n'a pas trouvé de nouveaux remèdes *enfin curatifs*, elle n'ose même plus, dans sa honte, prononcer le nom de ceux qu'elle avait prescrits pendant les trois premières épidémies, et ces savants aux abois sont plus embarrassés aujourd'hui même qu'en 1832!

Dans de telles conjonctures, ne trouvant au *Moniteur universel*, sur les murs de ses mairies, que des conseils hygiéniques, le peuple, qui voit cette impuissance, peut-il être rassuré? Comment conserverait-il encore quelque espérance sur la réussite possible de certains remèdes, quand les médecins qui perdent tant de cholériques, ne manquent point, pour se justifier auprès des familles éplorées, de se récrier sur cette peste qui frappe fatalement ses victimes malgré tous les efforts de la science. Or, quand le médecin parait consterné, le moral des assistants est bien bas.

Quelle différence, quand j'entre chez un malade avec le calme que donne la conviction, « Mon ami, *lui dis-je*, vous serez guéri dans deux heures, le Choléra n'a rien de grave pour celui qui sait le traiter. » Ce langage aussi nouveau pour le cholérique que basé sur la vérité, relève en un instant le moral déprimé de toute la famille; et quand on ne m'a pas appelé au dernier degré, je sors toujours vainqueur de la lutte.

GUÉRISON CERTAINE

DES PREMIERS

SYMPTOMES DU CHOLÉRA

QUELS QU'ILS SOIENT

COMPOSITION DE L'ESPRIT DE CAMPHRE

Spécifique du Choléra

L'*Esprit de Camphre*, dont je vais indiquer l'emploi contre le *Choléra*, n'est pas l'*Alcool camphré* qu'on trouve tout préparé dans les pharmacies, et qui contient, suivant les formulaires, beaucoup moins de Camphre, ou beaucoup plus. Voici la formule que je recommande, comme la meilleure, elle peut être exécutée partout :

Faites fondre *une partie de camphre* (en poids) *dans 19 parties d'Alcool rectifié à 32 degrés.*

Pour faciliter la préparation aux personnes qui habitent des pays privés de pharmaciens, je vais donner les doses convenables pour un litre de spécifique :

Alcool rectifié à 32 degrés. . 950 grammes.
Camphre raffiné. . . . . 50 grammes.

Le camphre est soluble dans l'alcool comme le sucre l'est dans l'eau. Il faut que la bouteille reste toujours PARFAITEMENT bouchée.

Pour assurer le succès de mon traitement, les pharmaciens ne pourront vendre l'*Esprit de Camphre suivant ma formule,* qu'à la condition d'envelopper chaque bouteille avec mon instruction que chaque acheteur doit exiger et qui ne peut être reproduite que *par mon Imprimeur* pour conserver l'intégrité de mon texte.

Ce médicament, administré suivant mes indications, ne nuira à qui que ce soit, si l'on tient compte des cas exceptionnels que je signalerai. Au contraire, le *Camphre*, pris en nature ou dissout dans d'autres préparations qui en contiennent davantage, peut gravement compromettre la santé.

PRÉSERVATIF DU CHOLÉRA

Quand on habite une ville envahie par le fléau, il suffit, pour s'en préserver, de prendre trois fois par jour, à sept ou huit heures d'intervalle, une dose d'*Esprit de Camphre pur*, composée de deux gouttes seulement, une heure avant le repas ou cinq heures après.

Pour ceux qui soignent les malades, chaque dose sera de trois gouttes.

Il ne faut rien changer à sa manière de vivre et faire de l'exercice chaque jour.

TRAITEMENT DU CHOLÉRA A SON DÉBUT

Depuis 1849, j'ai expérimenté un très grand nombre de fois et reconnu définitivement que l'*Esprit de Camphre*, exactement préparé comme ci-dessus, guérit avec certitude les symptômes morbides si variés et plus ou moins graves que peut présenter le Choléra, mais que ce résultat n'est infaillible que quand la maladie est attaquée à son début. Plus tard, dans les cas très graves, ce même moyen fait encore de très-belles cures, et doit être administré avant tout, mais alors il ne suffit pas toujours seul pour amener la guérison, et d'autres préparations énergiques, qu'on ne peut mettre entre les mains de tout le monde, deviennent indispensables.

Or, pour ne point être pris au dépourvu, lorsque le Choléra sévit dans la localité où l'on se trouve, il ne faut jamais sortir de chez soi sans avoir un flacon d'*Esprit de Camphre* dans sa poche, tant pour soi-même que pour ceux qu'on peut trouver occasion de soulager ou de guérir sur son chemin. Il est par conséquent indispensable d'avoir au moins un litre d'*Esprit de Camphre* dans chaque mairie, dans toutes les administrations, dans les casernes, dans les pensionnats, dans les fabriques, dans les grands magasins, dans les églises, dans les théâtres, partout, en un mot, où des cas plus ou moins nombreux peuvent se manifester à la fois.

Pendant la grave épidémie de 1854 tous mes clients avaient sur eux ma notice et une petite bouteille d'esprit de camphre. Ils se soignaient eux-mêmes aux premiers symptômes du mal, et aucun d'eux ne périt. Ma confiance en ce précieux remède est telle, que depuis la fin du Choléra de 1849, pas un seul jour je ne suis sorti sans avoir sur moi un étui d'*Esprit de Camphre*, et de temps en temps j'en ai trouvé l'heureuse application.

Manière de prendre l'Esprit de Camphre.

En temps de Choléra, tout malaise brusque, et non motivé, comme : *froid*, *frissons*, *vertiges*, *éblouissements*, *palpitations*, *oppressions*, *spasmes de poitrine*, *coliques*, *diarrhée*, *envies de vomir ou vomissements*, *inquiétudes dans les jambes*, *fatigue extrême sans cause*, *crampes des membres plus ou moins légères* ; chacun de ces symptômes, dis-je, isolé ou réuni à plusieurs, demande l'usage de l'*Esprit de Camphre*. On en verse une première fois trois gouttes dans une petite cuillère, ou même dans sa main, si l'on est hors de chez soi; on les recueille avec la langue; puis, mais avec deux gouttes seulement, on recommence et continue de cinq en cinq minutes pendant une demi-heure et quelquefois plus, car il ne faut pas se ralentir avant que le mal ait disparu. Quand on en est là, on ne cesse point l'usage de l'*Esprit de Camphre*, mais on en éloigne les doses successivement par quart-d'heure, demi-heure, heure, deux heures; de cette manière, il n'y a point à craindre de récidive.

Ce traitement si simple, et le plus efficace qui existe, suffit toujours pour triompher de l'ennemi, si on l'attaque dès son invasion, et ceux qui ont le bonheur de l'employer, passent, en quelques heures, d'une mort imminente à la santé, sans convalescence.

Diverses espèces de Choléra.

Souvent le Choléra commence dans la nuit par une indigestion : on s'éveille avec la tête lourde, des rapports aigres ou d'œufs pourris; l'indigestion n'est point douteuse. Au lieu de prendre du thé pour essayer de débarrasser l'estomac par bas, on doit avaler coup sur coup trois grands verres d'eau tiède, *sans sucre*, pour déterminer le vomissement, et s'il se faisait attendre, on le hâterait en appuyant le doigt sur la base de la langue. Aussitôt que l'estomac est libre, on se rince la bouche et le gosier avec de l'eau fraîche, puis on commence immédiatement l'usage de l'*Esprit de Camphre*, comme ci-dessus ; autrement les vomissements bilieux suivraient, puis *ceux d'eau blanche, les selles de même nature, accompagnées de crampes et d'un froid général, de la suppression de l'urine, symptômes du Choléra confirmé;* souvent aussi les vomissements commencent sans indigestion, alors on donne de suite le spécifique.

Quand les premiers symptômes du mal sont les coliques et les évacuations, aussitôt après la seconde selle, on administre l'*Esprit de Camphre*, comme je l'ai dit, pendant une demi-heure, de cinq en cinq minutes, puis par quart-d'heure, demi-heure, heure, deux heures, etc. Le résultat favorable est bientôt obtenu.

Le Choléra sec ou nerveux n'est pas moins grave que les autres espèces; il consiste dans des *crampes*, des *spasmes à la poitrine*, des *palpitations*, une *grande anxiété*, des *vertiges* sans *évacuations ni vomissements ;* il doit être attaqué de même, et cède aussi merveilleusement.

Quand le cholérique en est déjà à la *période algide*, c'est-à-dire quand la langue est devenue froide et que la circulation menace de s arrêter, on administre pour première dose six gouttes d'*Esprit de Camphre* et quatre à chacune des autres, que l'on continue de cinq en cinq minutes, jusqu'à ce que la réaction s'opère, ce que l'on reconnait au retour de la chaleur ; alors on ne donne plus que deux gouttes en éloignant peu à peu les doses : mais il ne faut point s'arrêter brusquement. En même temps on frictionne la région du cœur avec la même liqueur, dont on imbibe aussi des morceaux de coton que l'on place près de la bouche et du nez. Évitez que le malade ne se découvre, et renouvelez l'air de la chambre fréquemment. Si le malade avait été fortement couvert pendant qu'il était froid, aussitot que la chaleur commence à revenir, il faut, peu à peu, diminuer le nombre des couvertures, pour éviter une réaction trop forte qui serait dangereuse.

Symptômes qui s'opposent à l'emploi du spécifique

L'*Esprit de Camphre* ne peut être donné quand le malade présente des symptômes inflammatoires : *langue rouge, sèche, peau brûlante*, ni dans *la dysenterie*, que l'on reconnaît aux *violentes épreintes, brûlement à l'anus, mucosités sanguinolentes des selles*.

Doses selon le sexe et l'âge

Quand on traite un enfant *fort jeune*, chaque dose doit être diminuée de moitié, mais il ne faut rien retrancher pour les femmes, même enceintes, ni pour les vieillards. J'ai traité et guéri par l'*Esprit de Camphre* donné pur, à la dose d'une goutte chaque fois, un enfant de deux mois, atteint depuis plusieurs jours d'une forte Cholérine qui avait dégénéré en Choléra, période algide, décomposition de la face.

Boissons et aliments convenables

Pendant le traitement, *après les six premières doses d'Esprit de Camphre*, si la soif est très-vive, même quand il y aurait des vomissements, le malade prendra, chaque demi-heure, tiers ou demi-verre d'eau albumineuse, qu'on obtient en battant avec une fourchette un blanc d'œuf bien frais, jusqu'à ce qu'il devienne en eau, *et non en neige*, puis, en ajoutant peu à peu un litre d'eau ordinaire non chauffée. Cette boisson excellente ne sera point donnée fraîche quand le malade est en sueur. On met un seul morceau de sucre dans la carafe.

Le jour où l'on s'est guéri par ce traitement, il faut faire diète absolue, à moins que les symptômes n'aient point été graves. Le lendemain *seulement*, on prend un peu de potage gras fait sans légumes et bien dégraissé; on augmente progressivement la nourriture en ayant soin de se priver de fruits, de légumes et de laitage, au moins pendant huit jours.

Motifs de sécurité

Beaucoup de personnes tremblent, à l'idée d'un accès de *Choléra foudroyant;* si l'on prend des informations au sujet de ces cas rares, on apprendra toujours que les malades avaient commis de graves imprudences, soit en buvant à la glace pendant qu'ils avaient très-chaud, ou en mangeant de mauvais fruits, et que de plus, ils avaient négligé pendant plus ou moins longtemps des symptômes qui exigent des soins immédiats pour empêcher le mal de s'aggraver.

En terminant, j'affirme sur l'honneur qu'à l'aide de ces conseils il n'y a point de maladie plus facile à guérir que les premiers symptômes du Choléra. J'espère donc avoir fait passer tellement ma conviction dans l'esprit des plus craintifs, qu'on les verra maintenant, au lieu d'abandonner leurs foyers, porter la consolation et de prompts secours partout où ils sauront que le mal commence ses ravages. Affranchis de cette crainte qui comprimait l'élan de leur cœur, et munis largement du précieux spécifique qui étouffe le fléau à sa naissance, ils sentiront le besoin irrésistible d'aller rassurer et sauver les malheureux qui ignorent les progrès de notre art et se croient voués à une mort certaine.

RECOMMANDATIONS HYGIÉNIQUES

Il faut toujours entretenir la plus grande propreté dans la chambre des malades, et très souvent en renouveler l'air. Ne jamais entasser dans des coffres ou dans des armoires, le linge sali par les déjections ou les vomissements, mais s'en débarrasser à mesure et le faire passer de suite à la lessive.

Il est aussi très important de verser un peu de chlorure de chaux liquide dans le vase chaque fois que le malade veut évacuer ou vomir.

On ne conservera jamais les matières des vomissements ni les selles dans l'appartement, sous prétexte de les montrer au médecin ; on lui rendra compte seulement de leur quantité, de leur fréquence et de leur aspect.

On nettoiera les cuvettes des siéges avec le même chlorure.

Du reste, je défends les assiettes chargées de chlorure dans les chambres ; ces émanations sont nuisibles à la poitrine.

Je ne veux pas non plus de *Camphre* en nature répandu dans toutes les pièces ; on doit se borner pour cette substance aux prescriptions que j'ai faites ci-dessus.

LIGUE MÉDICALE CONTRE LE PROGRÈS

Un homme consciencieux, doit avoir le courage de révéler tout ce qui peut entraver le progrès en général, mais il deviendrait coupable envers ses semblables, s'il gardait le silence quand il s'agit d'une ligue qui, s'étant emparée, depuis fort longtemps, de la presse parisienne, empêche par ce moyen d'éclairer le public sur les progrès réels de la science de la vie, celle qui intéresse le plus l'humanité.

Cette ligue implacable, sortie du sein de l'Académie, commande en maîtresse absolue dans toute la presse médicale, et pas un journal de médecine oserait insérer un article d'homœopathie ; cet acte d'insubordination, et qui semblerait indiquer une tendance au progrès, serait immédiatement suivie de la perte de ses abonnés. Il suit de là que la médecine pratique de l'école n'a fait aucun progrès, grâce à la prohibition homœpathique venant de l'Académie, et que tous ceux qui ne connaissent que cette vieille routine, disent que la science médicale reste toujours au même point, tandis que toutes les autres marchent et se perfectionnent plus ou moins rapidement. Heureusement, cette opinion est complètement erronée, car l'art médical, depuis un demi siècle, a marché à pas de géant, mais seulement parmi les gens de l'art, amis de l'étude et de l'humanité.

En effet, l'homœopathie a métamorphosé l'art de guérir, et depuis l'apparition d'Hahnemann, le plus grand génie en médecine et l'homme le plus laborieux qui ait paru sur le globe, la médecine s'est élevée au rang de science positive; dans un grand nombre de cas, elle est sûre du succès, peut promettre le plus souvent la guérison, et toujours du soulagement pour tous nos maux.

Aussi, quel profond dégoût n'inspirent pas ces jeunes médecins sans consistance, qui, pour faire parler d'eux, osent insulter à l'illustration médicale de la Saxe, en écrivaillant dans ces petits journaux de médecine, où ils espèrent trouver des ressources que leur refuse leur clientèle !

La ligue contre le Progrès, maîtresse de la presse médicale, était sûre qu'aucun abonné ne lirait dans son journal de médecine un seul article en faveur de l'homœopathie, c'était déjà beaucoup; mais il était de la plus haute importance que l'opinion publique ne risquât pas d'être éclairée, journellement par les disciples d'Hahnemann; or, voici comment nos prévoyants ennemis s'assurèrent le silence de la presse parisienne : pour satisfaire au désir de chaque journal, qui, mettant son prix au minimum, recherche des rédacteurs à bon marché; ils formèrent autant de comités médicaux qu'il y avait de feuilles, et s'engagèrent, vis-à-vis de chacune d'elles, à écrire gratuitement, tout ce qui concernerait la médecine, à la condition expresse que, pas un seul article ayant rapport à cette science, ne paraîtrait dans le corps du journal sans le conseil de révision ; de cette manière, tout ce qui ne plaît pas à ces messieurs, est mis au panier. Voilà par quel ingénieux stratagème ils n'ont laissé aux homœopathes que la quatrième page, celle des annonces, sur laquelle ils ne peuvent rien, parce qu'elle est affermée, mais qu'ils ne manquent pas de déconsidérer dans l'opinion par tous les moyens possibles.

Ils se croyaient donc parfaitement tranquilles, et effectivement, dans cet état de choses, pour entreprendre, à Paris, la propagation de l'homœopathie, il fallait quatre conditions indispensables :

1° Connaître à fond l'ancienne médecine et la nouvelle, pour pouvoir, avec succès, attaquer la vieille et défendre la jeune ;

2° Avoir le courage de lutter contre 2,000 adversaires ;

3° Braver le qu'en dira-t-on, en se servant de la quatrième page, devenue indispensable pour la lutte ;

4° Enfin ne regarder à aucun sacrifice d'argent.

C'est pour cela que je suis resté seul.

J'ai déclaré la guerre à l'Académie de Médecine en 1832, au moment où elle a repoussé les secours que l'homœopathie venait nous offrir pendant le premier Choléra. Elle savait déjà la renommée de cette science en Allemagne, et prévoyait sa brillante destinée en France, si elle la laissait triompher du fléau de l'Asie; voilà pourquoi elle a manqué à tous ses devoirs d'alors, voilà pourquoi, aujourd'hui encore, elle met la vie de tous les peuples au-dessous de son orgueil.

Depuis 1833, en y comprenant celle-ci, j'ai publié 12 brochures pour la propagande homœopathique; je voulais qu'elles éclairassent toute la France, et comme on ne pouvait deviner leur existence, je les ai toutes annoncées successivement dans la quatrième page des journaux; de la part de ceux qui les ont lues, je ne crains pas l'épithète de charlatan, de la part de mes ennemis, je la méprise.

On m'a beaucoup reproché de n'avoir pas écrit pour les médecins, de toujours m'être adressé aux gens du monde : n'y aurait-il pas folie à vouloir blanchir un nègre?

En 1842, cédant, contre mon opinion, à des conseils d'amis, je fis remettre, à dix-huit cent soixante-douze médecins, exerçant à Paris, une brochure dont j'avais prévu le résultat : elle avait pour titre : *Lettre aux Médecins français sur l'Ho-*

mœopathie! j'avais réuni, dans un cadre très-étroit, tout ce qui pouvait fixer l'attention d'hommes consciencieux et avides de progrès. Trois allopathes seulement m'écrivirent des lettres polies pour me remercier d'une communication qui leur avait fait plaisir, et deux autres me renvoyèrent ma brochure, par la poste, avec accompagnement des plus grossières injures. Tel fut ma récompense d'un travail entrepris dans l'intérêt de la science et de l'humanité!

Persuadé plus que jamais qu'on ne peut dessiller les yeux de gens qui ont résolus de ne point voir, je ne m'occuperais plus à l'avenir, des sectateurs de la vieille médecine, excepté pour signaler leurs erreurs et le danger de leur pratique.

EFFETS FUNESTES DE LA LIGUE

pour l'humanité

Aussitôt après l'épidémie de 1832, pendant laquelle j'avais perdu tous mes malades comme mes confrères, je me procurai le traité homœopathique du *Choléra*, que le Dr Desguydi, de Lyon, avait inutilement envoyé à l'Académie. De plus, j'achetai tous les ouvrages d'*Hahnemann*, dont le Dr Jourdan venait de donner la traduction en français, bien décidé à travailler beaucoup, car j'étais trop avide de progrès pour m'en tenir à d'aussi tristes résultats.

L'invasion de 1849 ne me prit plus au dépourvu, depuis longtemps je connaissais toutes les ressources de l'homœopathie, et je me hâtai de publier, exprès pour mes clients, un traité complet du Choléra mis à la portée de tout le monde, que chacun portait dans sa poche avec une petite trousse homœopathique, et qui rendit de grands services. Beaucoup de personnes charitables firent de belles cures dans les campagnes, et je ne puis résister au désir d'en faire une citation.

Les grandes calamités enfantent de généreux dévoûments, et signalent à la reconnaissance publique d'obscurs citoyens, dont le noble cœur n'aurait pas même été soupçonné, si l'occasion de le mettre à l'œuvre ne s'était présentée; en voici un exemple : le Choléra décimait la population de Sèvres, tous les moyens étaient impuissants pour le combattre. Le nommé *Drouard*, ouvrier à la manufacture de porcelaines, abandonne son travail pour se rendre à Paris, et revient pourvu de mes instructions et des remèdes que fournit l'homœopathie. Il traite et guérit successivement sa femme et sa fille. Bientôt le bruit de ces deux cures se répand autour de lui et ranime le courage des habitants consternés, *Drouard* est bien heureux d'avoir sauvé celles qu'il aime; mais pour lui plus de repos : le jour, on l'arrache à ses travaux; la nuit, à son sommeil; de tous côtés on vient le supplier de sauver des malheureux qui, sans lui, vont périr. Vainement il s'écrie : *Je ne suis pas médecin*; il ne peut résister au désespoir de ses concitoyens, et ne cesse, jour et nuit, avec le plus complet désintéressement, de leur prodiguer des soins assidus, aux dépens même de sa santé, car il n'est pas robuste, et n'a, pour soutenir sa famille, que le produit de sa journée. Elle fut bien douce sa récompense, puisqu'il eut le bonheur de sauver tous ceux qu'il entreprit. Vingt-deux cholériques, dont seize très-gravement affectés, furent rendus par lui, en peu de jours, a la santé; cependant sa joie ne devait pas être sans mélange.

Deux médecins de Sèvres, ayant fait constater par témoins qu'il avait soigné des malades sans titre légal, déposèrent contre lui une plainte au tribunal de Versailles, et il subit un long interrogatoire, entre les mains du juge de paix de Sèvres, comme atteint et convaincu d'avoir guéri vingt-deux cholériques sans en avoir le droit. Comme témoins à décharge, s'avançaient les vingt-deux ressuscités. Une perquisition avait été faite au domicile de l'accusé, où la trousse homœopathique et l'instruction pratique pour le traitement du Choléra avaient été saisies. Cependant, au bout de quelque temps, M. le juge de paix, qui avait constamment eu pour *Drouard* les plus grands égards, lui rendit ses médicaments, et ne trouva, pour le réprimander au nom du tribunal où il ne comparut pas, que les paroles les plus honorables et les plus flatteuses. J'ai pris sur moi de raconter la belle conduite de *Drouard* pour fixer l'attention de l'autorité sur cet estimable citoyen, qui, sans avoir rien demandé, a mérité, autant que qui que ce soit, de participer aux récompenses nationales.

J'admirais les beaux résultats de l'homœopathie, mais le nombre de ceux qui pouvaient en profiter était bien restreint, car le choix du meilleur médicament exigeait réellement de l'intelligence, et l'on n'en trouve pas partout. Je cherchais donc un moyen, peu dispendieux, facile à employer, et qu'on pût mettre dans toutes les mains en cas de nouvelle invasion. J'eus l'idée d'appliquer a tous les premiers symptômes du Choléra, quels qu'ils soient, l'*Esprit de Camphre*, qu'Hahnemann, le premier, avait désigné parmi les substances homœopathiques propres à combattre le fléau !

Après de nombreux essais je fixai les proportions de Camphre à dissoudre dans l'alcool, et je traçai une notice ou instruction pratique. indiquant les doses à donner et tous les soins à prendre pour assurer le succès du traitement.

J'ai de plus fait savoir dernièrement que l'*Esprit de Camphre* est réellement un préservatif assuré, en le prenant convenablement, voir page 11.

En 1854, ayant de nouveau expérimenté mon traitement avec un plein succès, je voulus en faire profiter l'humanité, en le rendant public. Je fis moi-même une visite à chaque directeur de grand journal. Partout je fus très-bien accueilli, mais le discours était toujours le même : « Je ne suis pas « médecin, je remettrai votre notice au comité « médical de mon journal ; c'était, disaient-ils, un « engagement pris. » Partout mon traitement fut repoussé, et les malheureux cholériques succombèrent sans secours, quand il aurait été si facile de les sauver.

Enfin, ayant appris que le Choléra ravageait le Petit-Montrouge, près Paris, que les cinq cents ouvriers imprimeurs de l'abbé Migne avaient déjà perdu dix des leurs, et que l'épouvante s'était emparée des autres, je voulus faire une dernière tentative de ce côté. Je me rendis aux ateliers catholiques muni de 500 de mes notices : « Monsieur, « dis-je à l'abbé Migne, je vous apporte un moyen « de salut pour tous vos ouvriers. Remettez une de « ces feuilles à chacun d'eux, avec un sou d'*Esprit* « *de Camphre*, et je vous affirme que vous ne per- « drez plus personne. Puis, si vous voulez faire « mieux que toute la presse, ouvrir les colonnes de « votre journal à mon traitement sauveur, comme « votre charité de prêtre me le fait espérer, vous « rendrez un éminent service à l'humanité »

« Monsieur, me répondit cet excellent homme, « vous parlez d'une manière trop positive pour « que je ne croie pas à vos paroles ; je sais que je « vais me faire beaucoup d'ennemis, mais dans « deux jours, je vous l'affirme, votre traitement « paraîtra dans mon journal *la Vérité*.

Cette insertion eut lieu en juillet 1854. Le succès fut immense, malheureusement ce journal ne tirait guère qu'à 5,000 exemplaires.

Le Choléra baissa assez promptement, puis il se réveilla avec fureur en septembre ; ce fut alors, qu'après avoir été sollicité par un grand nombre de ses abonnés, l'abbé Migne fit paraître de nouveau, en septembre, mon traitement du Choléra, avec tout ce qui le précède et l'accompagne, je vais donner à mes leeteurs, cette page de son journal *qui fait le plus grand honneur au vénérable abbé Migne ;* elle semble écrite avec son cœur.

Les efforts de la ligue médicale paralysèrent les effets espérés de cet éloquent plaidoyer en faveur de l'humanité, et les colonnes de tous les journaux de Paris, à l'exception de celles du journal *le Commerce*, restèrent fermées au traitement qui répondait si bien à tous les besoins. Pour aider à la propagande de l'*Esprit de Campre*, je fis alors semer par la ville dix mille de mes notices, avec ma formule, et un très grand nombre de personnes pourvues d'*Esprit de Camphre* purent se guérir ou se rassurer au moyen de ce spécifique.

1854

TÉMOIGNAGE ÉCLATANT

EN FAVEUR

De mon Traitement par l'Esprit de Camphre

Ainsi commençait, le 28 septembre, le journal *la Vérité*, en tête, premier-Paris :

Nous appelons l'attention sur notre article *Le Choléra*, si riche de faits en faveur de la médication que nous avons si souvent recommandée.

L. MIGNE.

La masse presque entière de nos abonnés nous a demandé la reproduction abrégée de tout ce que *la Vérité* a publié sur le Choléra. Que le petit nombre de ceux qui ne nous ont rien écrit ne s'étonne donc point de trouver ici cette analyse. Elle est d'ailleurs augmentée de plusieurs pièces importantes.

LE CHOLÉRA

Mais le Remède à côté du Mal

L'importance des nouvelles médicales est telle aujourd'hui, que nos lecteurs nous pardonneront sans doute d'avoir sacrifié notre feuilleton, notre grande Bourse et des faits de toutes sortes pour reproduire intégralement ces nouvelles. Tout doit céder d'ailleurs devant le remède plus que probable d'un fléau qui vient d'épouvanter encore les deux tiers du globe. Cela dit, nous entrons en matière.

Le 27 juillet dernier, n'étant éclairé que par un petit nombre de faits, nous nous hasardâmes à reproduire méticuleusement le programme de M. le docteur Hoffmann sur le Choléra, et à le faire précéder des quelques lignes qu'on va lire.

L'article suivant nous a été communiqué par son auteur. Nous l'insérons dans des vues d'humanité; mais nous ne saurions en assumer la responsabilité.

L. MIGNE

Voici ce programme :

C'était ma notice entière contenant le **Traitement préservatif et curatif** du Choléra tel qu'il existe dans cette brochure, page 19. Après la reproduction complète de mon traitement, l'abbé Migne continue ses réflexions et citations :

Le 21 août, la confiance, pour ne pas dire la conviction, croissant en nous au fur et à mesure des expériences les plus consolantes et les plus inattendues ; nous sommes allés jusqu'à dire :

Sur plus de vingt personnes de tout âge et de tout sexe qui, à notre connaissance, ont essayé l'Esprit de Camphre contre le Choléra, toutes s'en sont bien trouvées sans exception. Chaque lecteur, sans doute, est libre de penser ce qu'il voudra de ce résultat ; mais c'est un fait dont peuvent témoigner les cinq cents et quelques ouvriers de notre établissement.

Maintenant, qu'on use de ce spécifique ou qu'on n'en use pas, notre devoir d'homme, de journaliste et de chrétien aura été rempli, en faisant part à nos lecteurs de ce que nous avons vu de nos yeux être souverain contre le terrible fléau.

L. Migne.

Tout ce qui précède était écrit quand nous avons reçu d'un curé du diocèse de Troyes la lettre frappante que voici :

Hampigny, canton de Brienne (Aube), 21ᵉ Août 1854.

A Monsieur le Rédacteur du journal *La Vérité.*

Sans médecin et dans une position désespérée, je lus avec attention les détails intéressants que vous avez bien voulu donner à vos lecteurs au sujet des effets produits par *l'Esprit de Camphre*, et je fis aussitôt moi-même l'expérience de ce nouveau remède sur un malade atteint du Choléra. Mon essai réussit au delà de mon attente. Je renouvelai cet essai avec plus de confiance, et toujours mes tentatives furent couronnées d'un succès complet.

J'ai eu ainsi à traiter plus de 60 malades : pas un n'a succombé ; et, chose étonnante ! la plupart ont été guéris du jour au lendemain.

J'ajoute à cela que les habitants de ma paroisse ont maintenant tellement foi à *l'Esprit de Camphre*, qu'ils semblent ne pas plus craindre le Choléra qu'une maladie ordinaire ; et les paroisses voisines viennent même à chaque instant me demander *mon secret*, qui devra être bientôt, je l'espère, celui de tout le monde.

GAULET,
Prêtre-Curé d'Hampigny.

Après une telle lettre, et surtout après de nouveaux faits recueillis de tous côtés, nous allâmes, le 26 Août, jusqu'à écrire l'article solennel qu'on va lire :

Nous craindrions de manquer à un devoir sacré, si nous n'étions plus explicite ; nous allons donc recourir au plus grand moyen de retentissement que nous connaissions, celui de nous adresser à nos confrères dans le journalisme et de leur dire :

Honorables et chers confrères :

Depuis le commencement de l'épidémie en France, les divers organes de la presse parisienne s'emblent s'être donné le mot pour ne presque rien dire du Choléra. Le motif et le but de ce silence sont assurément fort louables : la presse a craint d'alarmer le public, par conséquent de faire un plus grand nombre de victimes ; mais le but proposé a-t-il été atteint ? Du moins l'avantage attaché à ce système, s'il a été réel pendant quelque temps, l'est-il encore présentement ? Nous inclinons à penser le contraire. En effet, les journaux de province n'imitant point la réserve de ceux de Paris et les correspondances particulières mettant chacun au courant de ce qui se passe dans chaque localité, qui ignore aujourd'hui qu'environ cinquante de nos départements sont plus ou moins atteints par le fléau asiatique ? De plus, les plaintes s'accroissant de ce que l'exagération de chaque narrateur ajoute à la vérité, il en résulte les conséquences les plus fâcheuses pour la santé publique, le commerce et l'industrie. En effet, la discrétion des journaux faisant supposer qu'ils ont reçu (ce qui n'est point) l'ordre de se taire sur les effets du Choléra, une immensité de gens en province s'imagine que ses ravages dans la capitale sont considérables, tandis qu'ils n'y ont été que très ordinaires et qu'ils tendent à en disparaître entièrement. De là, l'étranger et les départements se tiennent éloignés de Paris et remettent à d'autres temps les acquisitions qu'ils devaient y faire.

Ces considérations nous ont engagés à changer la marche qu'en dehors des autres journaux la *Vérité* avait adoptée pour ne pas inquiéter les personnes craintives ; et nous nous félicitons de ce changement à cause des effets admirables que nos ouvriers constatent, plus que quotidiennement, tant sur eux-mêmes que sur leurs parents, leurs amis ou leurs voisins.

Oui, honorables et chers confrères, nous vous l'affirmons avec toute la sincérité dont nous sommes capables, tout semble porter à croire que nous possédons enfin un spécifique à peu près infaillible pour guérir le Choléra, non-seulement à son début, mais encore à un degré assez avancé : c'est l'*Esprit de Camphre*, remède aussi simple que certain, à la portée de tous par la modicité de son prix, enfin dont l'emploi facile et sans danger permet à chacun de se guérir presque immédiatement, même sans le secours des médecins, dans les trop nombreuses localités qui en sont privées en temps d'épidémie.

La sécurité publique, le commerce et l'industrie reprendront tout leur essor dès que la voix puissante des journaux ira porter par le monde cette grande nouvelle : QU'ON N'A PLUS RIEN A CRAINDRE DU CHOLÉRA pris à temps et soigné selon les prescriptions du programme ci-dessus réimprimé.

Nous osons espérer, honorables et chers confrères, qu'après tant de faits, vous ne voudrez plus prendre la responsabilité du silence, et qu'à notre exemple vous vous déciderez à dire quelque chose du remède dont nous ne sommes ici que l'humble indicateur. Si ce spécifique n'a pas la vertu que nous croyons, il ne pourra produire aucun mauvais effet ; si, au contraire, il renferme la force que plus de cent guérisons proclament, vous rendrez à l'humanité un des services les plus éminents qu'elle ait jamais reçus.

Réfléchissez !

N'est-il pas certain que la médecine n'est encore parvenue à connaître ni la cause ni le remède du Choléra.

N'est-il pas certain que chaque médecin le traite, pour ainsi dire, comme il l'entend ; et cela, sans forfaire à aucun enseignement public, ni à sa conscience ?

N'est-il pas certain que les moyens les plus contradictoires, que dis-je? les plus extrêmes, les plus puérils et les plus extravagants ont été tour à tour employés avec un résultat également malheureux?

Donc, n'est-il pas certain également que tous ceux qui ont eu le bonheur de ne pas succomber à une attaque sérieuse du Choléra, n'ont dû leur salut qu'à quelques circonstances de tempérament, de lieux, de soins, etc., que nul ne saurait apprécier.

Par conséquent, n'est-il pas certain de dire qu'aucun praticien au monde n'a le droit de déclarer: « J'ai guéri ce malade par mon système, et mon seul système? »

En présence de tant de certitudes et d'incertitudes, pourquoi ne pas essayer d'un remède qui est maintenant si loin d'être à l'état de théorie? Quelles circonstances plus solennelles, quelles raisons plus péremptoires pourrait-on désirer?

Si vous étiez, comme nous, témoins des bénédictions d'une foule de victimes en quelque sorte ressuscitées et qui se croyaient déjà dans la tombe, vous ne balanceriez pas à donner l'*Esprit de Camphre* au moins pour ce qu'il vaut. Souffrez que nous vous en conjurions; entendez les cris de tant de familles éplorées; voyez le nombre des veuves et des orphelins qui grandit ; comptez les fortunes arrêtées et même bouleversées ; pensez surtout à cette multitude d'infortunés enlevés sans avoir le temps de mettre ordre à leurs affaires spirituelles et temporelles, subissant pour héritiers des ingrats qu'ils repoussent, au détriment de personnes ou d'institutions aimées.

Si, en 1832, en 1849, le Choléra s'est montré, sans comparaison, plus intense et plus foudroyant, a-t-il été aussi universel ? Non ; donc, encore une fois, soyez assez bons pour dire un mot du spécifique ici en question.

Credidi, propter quod locutus sum, a dit le Prophète-Roi. Nous répétons nous-mêmes : Si nous avons parlé, c'est parce que nous avons cru. Que serait un écrivain, que serait un homme, que serait un chrétien qui renfermeraient en eux leur foi en un remède puissant? Donc on voudra bien nous pardonner, quand même notre foi ne serait qu'une illusion. Mais si nous avons été trompé, on avouera que ce n'est point par des paroles, mais par des faits.

Pour finir nous dirons :

Nous aurons bientôt cinquante-quatre ans, nous croyons avoir quelque expérience des hommes et des choses ; nos précédents prouvent que nous sommes plutôt un homme de pratique que de théorie : nous conclurons donc en vous suppliant, honorables et chers confrères, de prêter à cet article un peu plus d'attention qu'à des phrases ordinaires.

L. MIGNE.

Depuis que ce qui précède est écrit, un mois s'est écoulé. Que de lettres et que d'expériences n'aurions-nous pas à consigner ici, si l'étendue d'un numéro de journal le permettait ! Nous allons nous borner au strict nécessaire. Qu'on ait le courage de nous suivre, et on jugera si, en présence de tant de témoignages, il est permis de rester indifférent, incrédule, insensible !

Sartrouville, 2 Septembre 1854

A M. le Rédacteur de la *Vérité*.

Monsieur,

Qu'on a de la peine à faire le bien, même quand on en a le plus vif désir ! Après avoir lu votre bel article du 26 août, adressé à tous les journalistes sur le traitement du Choléra par l'*Esprit de Camphre*, on se serait attendu à voir, dès le lendemain, dans plusieurs journaux, la reproduction d'un travail si utile à l'humanité.

En 1849, l'épidémie nous exterminait ; nos médecins, malgré tout le zèle qu'on se plaît à leur reconnaître, ne pouvaient guérir personne ; les habitants désespérés étaient décidés à mourir sans les appeler, lorsque je portai ma pensée vers M. Hoffmann de Paris ; ce docteur nous remit avec beaucoup d'empressement le traitement complet du Choléra tel que vous l'avez annoncé.

Le lendemain de la visite (c'était un dimanche), voulant consoler et encourager mes paroissiens consternés et effrayés, je leur annonçai au prône que toutes craintes devaient cesser, que nous possédions un remède spécifique contre la terrible maladie ; et, en effet, à partir de ce jour, tous les malades qui ont réclamé nos soins ont été guéris, et, aujourd'hui, nous avons en eux une preuve bien évidente du bienfait que nous sommes à même d'apprécier encore dans la même maladie qui nous afflige actuellement.

De même que M. le docteur Achille Hoffmann, qui peut être appelé à juste titre le sauveur de Sartrouville, je désirerais bien vivement que toute la presse publiât ce traitement spécifique et si salutaire, qui n'est repoussé que parce qu'on ne le connaît pas.

B. Baron,
Curé de Sartrouville (Seine-et-Oise).

Un seul journal de Paris a rempli les vœux de l'honorable signataire, le *Journal du Commerce* ; mais, en revanche, dix-neuf journaux de province ont répondu à notre appel avec plus ou moins d'étendue. Ce sont : Le *Courrier du Havre*, au Havre ; le *Courrier de la Gironde*, à Bordeaux ; le *Sémaphore*, à Marseille ; le *Guetteur*, à Saint-Quentin ; le *Messager de la Manche*, à Saint-Lô : l'*Yonne*, à Auxerre ; le *Mémorial*, à Niort ; l'*Impartial*, à Quimper ; le *Messager du Midi*, à Montpellier ; le *Courrier du Nord*, à Valenciennes ; le *Courrier de l'Eure*, à Évreux ; le *Moniteur de la Moselle*, à Metz ; le *Journal de l'Ardèche*, à Privas ; l'*Observateur de la Corse*, à Bastia ; la

Constitution, à Auxerre; le *Sénonais*, à Sens; le *Journal de Senlis*, à Senlis; le *Journal de Valognes*, à Valognes; l'*Écho de Vésone*, à Périgueux.

Si aucun journal *politique* de Paris n'a suivi cet exemple, cela tient, nous le savons de plusieurs, à ce que la plupart attendaient qu'un d'entre eux osât lever l'étendard. On a craint de trouver de l'homœopathie dans le remède; or, précisément, il n'y en a point ; mais en fût-il autrement, il vaudrait encore mieux guérir homœopathiquement que de mourir allopathiquement. Le caractère de la *Vérité* n'est point celui des autres feuilles. Son impartialité est telle, qu'un bon remède, lui vînt-il du diable, elle ne craindrait point de le signaler, si le diable pouvait faire quelque chose de bon. Poursuivons nos citations :

A Monsieur Migne, directeur de la *Vérité*.

Monsieur,

Privés de tout secours, éloignés de la ville, les pauvres habitants de Montfaucon (Meuse) étaient plongés dans la consternation la plus affreuse. Je leur fis part des heureux effets de l'*Esprit de Camphre*, et tous ceux qui en ont fait usage ont été sauvés. Ce qu'il y avait de plus étrange, c'est que, d'un jour à l'autre, les symptômes les plus alarmants étaient entièrement détruits. Il est regrettable que le corps médical semble se rire de ce procédé ; quoi qu'il en soit, les faits sont là.

Agréez, etc.

MANGIN, vicaire.

Montfaucon, 8 septembre 1854.

A Monsieur le Rédacteur de la *Vérité*.

Depuis vingt jours je luttais péniblement à Chaville contre le fléau de l'Asie, et de nombreux revers étaient venus m'attrister. Témoin de mes tribulations toujours croissantes, M. Desplasses, l'un de nos propriétaires, m'engagea à demander des conseils au docteur Hoffmann. Muni de ses instructions sur l'emploi de l'*Esprit de Camphre* et de son *traité complet du Choléra*, je regagnai plus gaiement mon village. Une quinzaine de jours se sont écoulés depuis l'emploi de ces nouveaux moyens de salut, et déjà j'ai guéri 24 malades sur 25 ; encore ce résultat d'insuccès est-il dû à ce que, pris moi-même gravement par la *cholérine*, je ne pus voir l'enfant en question que trop tardivement. Je ne rougis pas de l'avouer : si je n'avais pas eu l'*Esprit de Camphre* pour me tirer d'affaire, je me serais cru perdu, tant j'éprouvais de prostration au physique comme au moral. En six heures j'étais sur pied et je reprenais mes visites.

J'espère que le récit naïf et sincère de mes premiers succès donnera l'envie à mes confrères d'essayer d'une médication si simple et si efficace. J'aurais cru manquer à ma conscience, en ne révèlant point ce nouveau triomphe à tous ceux que leur profession oblige d'assister continuellement les cholériques, tels que médecins, ecclésiastiques et sœurs de charité. Je leur conseille, en finissant, de ne jamais se mettre en route sans *Esprit de Camphre*, et moyennant cette sage précaution, ils peuvent aller sans crainte consoler et guérir tous les malades, l'épidémie n'est plus rien pour eux.

Henri VANDEPER, D. M. P.

A Chaville (Seine-et-Oise).

Vaucluse (Vaucluse), 9 septembre 1854.

Monsieur,

La populalion de ma paroisse a été cruellement décimée, puisqu'elle a perdu *cinq pour cent*. Obligé d'être le médecin autant que le pasteur de ce pauvre peuple terrifié, je me décidai, après une lecture attentive de vos articles sur cette matière, à faire préparer par un pharmacien une bouteille d'*Esprit de Camphre*. Je déclare que toutes les personnes atteintes des premiers symptômes, auxquelles j'ai administré l'*Esprit de Camphre*, ont été entièrement rétablies le lendemain. Le merveilleux spécifique fit si bien son chemin tout seul, et sans autre réclame que ses heureux résultats, que beaucoup de personnes bien portantes venaient m'en demander pour *en cas*, disaient-elles.

Agréez, etc.

J.-F. ANDRÉ

Curé de Vaucluse.

A M. le Rédacteur en chef de la *Vérité*.

Monsieur, je répands autant qu'il est en moi le spécifique *Esprit de Camphre*. Un de mes prosélytes est *M. Vautherin*, maître de forges à *Lods* (Doubs) qui, sur un grand nombre de ses ouvriers attaqués, n'en a pas perdu un seul. *Un d'eux, qui était abandonné par le médecin, a été rappelé à la vie par l'Esprit de Camphre et se porte très bien.*

Agréez, etc. ALLÈGRE,

Ancien inspecteur des douanes,
rue du Mont-Sainte-Marie, à Besançon

Paris, le 10 septembre 1854.

A Monsieur le Directeur de la *Vérité.*

Monsieur, dans un but d'humanité, je m'empresse de vous faire connaître qu'ayant été sérieusement atteint du Choléra, il y a aujourd'hui quinze jours, je n'ai fait usage que de l'*Esprit de Camphre*, qui a suffi pour ma guérison, en suivant exactement l'instruction qui l'accompagne. Combien de victimes de moins si vous aviez été imité par vos confrères dans la propagation du remède !

J'ai l'honneur, etc. GRIGNY,

178, faubourg Saint-Martin.

La Tremblade (Charente-Inférieure),
le 10 septembre 1854.

A Monsieur le Directeur de la *Vérité.*

Monsieur, envahis par une épidémie de cholérine parsemée de cas de Choléra sporadique, nous avons, avec pleine confiance, mis en vogue l'*Esprit de Camphre*, dont nous avons déjà obtenu les plus beaux résultats.

Agréez, etc.

PERRAUDEAU DE BEAUFIEF.

Limbrassac, le 11 septembre 1854.

A Monsieur le Rédacteur de la *Vérité.*

Monsieur, me trouvant atteint de la maladie

régnante, qui a fait dans ce pays beaucoup de victimes, sans pouvoir obtenir la sueur, bien qu'extraordinairement couvert, je fis usage de l'*Esprit de Camphre*, en me conformant strictement aux conseils que j'avais trouvés dans un numéro de votre journal. J'affirme qu'en quelques minutes, après les deux dernières gouttes la transpiration fut des plus abondantes, et cela pendant dix-huit heures de temps. Je n'hésite pas à croire que l'*Esprit de Camphre* m'a préservé de douleurs et d'une maladie qui aurait pu avoir les suites les plus fâcheuses. Deux autres cas se sont présentés dans la commune, chez M. Maurel, au château de Saint-Paul ; l'un a été traité dès le début et l'autre un peu après que la maladie avait pris un certain empire ; néanmoins, toutes deux ont été encore victorieusement combattus par le même *Esprit de Camphre*

Agréez, etc.

CONFERON,
Cure de Limbrassac (Ariége).

Bédéjun, par Digne (Basses-Alpes),
le 11 septembre 1854

A Monsieur le Rédacteur de la *Vérité*.

Monsieur, ma petite paroisse a payé aussi son tribut au Choléra. J'ai fait usage de l'*Esprit de Camphre* sur une femme qu'on apporta de la campagne, terriblement prise de cette maladie. Je lui administrai selon la formule l'*Esprit de Camphre*, et j'ai eu le bonheur de la sauver. C'était une pauvre mère de famille ; elle est en ce moment en pleine convalescence.

J'ai fait provision de l'*Esprit de Camphre ;* nos paroissiens y ont tellement confiance, que quand quelqu'un se sent malade, on vient m'appeler en me disant : « Venez vite, Monsieur le Curé, avec votre bouteille. » Ce remède, ne servît-il qu'à relever le moral des personnes atteintes de la maladie, je conseille à tous les curés de village, qui sont souvent sans ressources, de s'en approvisionner.

J'ai l'honneur, etc.

CARCIN,
Curé.

Moutiers, près Saint-Sauveur (Yonne),
16 septembre 1854.

A Monsieur le Rédacteur de la *Vérité.*

Il y avait trois heures qu'un homme de ma paroisse était en proie à une crise de Choléra; aussitôt je me transportai à son domicile : les traits décomposés du malade, son teint olivâtre, ses yeux ternes, la nature et la fréquence de ses selles et de ses vomissements ne me laissèrent aucun doute : c'était bien le Choléra. J'avais sur moi ma fiole d'*Esprit de Camphre.* Voyant en cet homme le Choléra très avancé, je crus devoir lui administrer l'*Esprit de Camphre* à fortes doses par quatre à cinq gouttes de cinq minutes en cinq minutes, et je le fis pendant trois quarts d'heure. Durant ce temps, les vomissements et les selles n'ayant plus reparu, je me retirai laissant au malade mon *Esprit de Camphre* et lui recommandant d'en prendre encore de temps en temps, suivant les prescriptions du docteur Hoffmann : ce qu'il fit. Le lendemain je retournai le voir, il était mieux ; et aujourd'hui, quatrième jour depuis l'emploi du précieux remède, le malade est radicalement guéri, il a recouvré toutes ses forces, son teint vermeil, la vivacité de ses yeux ; il est plein de joie, et il proclame partout que l'*Esprit de Camphre* lui a sauvé la vie.

Agréez, etc.

E. VIÉ,
Curé de Moutiers.

A Monsieur le Directeur de la *Vérité*.

Prauthoy, le 15 septembre 1854.

Monsieur,

Habitant une localité cruellement décimée par le Choléra, et la première peut-être de la France, après Paris, où se soit montré le terrible fléau, j'ai eu à déplorer une victime de l'épidémie dans ma famille; justement effrayé, et voyant les efforts de la science impuissants à conjurer les ravages causés par ce redoutable fléau, j'eus confiance en l'*Esprit de Camphre*, et j'en essayai les effets sur deux cholériques qui, chose surprenante, dès l'ingestion des premières doses de cette énergique médication, sentirent s'évanouir tous les symptômes alarmants qui existaient auparavant.

Je propageai alors autant qu'il fut en mon pouvoir l'usage de ce précieux spécifique.

Dans l'intérêt de l'humanité, il est désirable d'arriver, par tous les moyens, à la propagation d'un remède si efficace pour combattre un ennemi qui porte la désolation dans toutes les familles et bouleverse toutes les relations sociales.

Veuillez, etc.

ARNOUX

Montigny-sur-Aube, 13 septembre 1854

A Monsieur le Directeur de la *Vérité*.

Monsieur, s'il est une époque dans la vie du médecin où il ne doive pas rougir d'accueillir les découvertes faites en dehors de la doctrine médicale orthodoxe, c'est assurément quand on est en face d'un fléau aussi effroyable que l'épidémie que nous venons de traverser. Aussi ai-je accepté l'*Esprit de Camphre* avec la même reconnaissance que le sulfate de strychnine et que les autres formules anti-cholériques; et je me suis hâté d'en faire usage tout en me rappelant cette parole du grand Boerhaave : Hâtez-vous de guérir pendant que le remède est bon. Qu'importe à un voyageur que tue une soif dévorante si la source qui se présente à lui a traversé des couches suspectes, arsénicales, par exemple! Il boit, il est désaltéré : il ne demandait rien de plus; il remercie Dieu et continue sa route. Ainsi je n'ai pas à examiner la doctrine homœopathique appliquée à la maladie asiatique; je n'ai pas à me préoccuper des conclusions du succès de l'*Esprit de Camphre* ni de l'antipathie primordiale que professent les médecins en général à l'endroit des principes d'Hahnemann. En effet, dira-t-on, si l'homœopathie triomphe d'une maladie dans laquelle la mortalité a été de 47 p. 0/0 en 1832, de 55 p. 0/0 en 1849 et de 52,11 p. 0/0 en 1854, malgré les traitements divers enseignés dans les écoles officielles, on est invinciblement amené à cette conclusion : l'homœopathie est une doctrine avec laquelle il faut sérieusement compter.

De toutes les préparations anciennes et nouvelles, sans oublier la noix vomique et l'élixir de New-York, je n'en connais pas de plus efficace que l'*Esprit de Camphre* pour vaincre la diarrhée prédisposante, la diarrhée prémonitoire et la cholérine. Mon autorité est ici peu de chose sans doute, quoique j'aie traité près de 1,500 malades, que j'aie suivi l'épidémie dans neuf villages, et que j'aie perdu près de 300 malades; mais elle est l'expression de la sincérité : je suis convaincu que si j'avais employé l'*Esprit de Camphre* au début de l'épidémie, j'aurais beaucoup moins de décès à regretter.

Le canton de Montigny a été l'un des plus maltraités de la France. La population en est de 9,000 habitants: la mortalité a varié du 6e au

10e selon les villages; elle dépasse aujourd'hui 600 décès.

MM. les curés ont été admirables de zèle et de dévoûment. Inutile de faire ici leur éloge; tous me rappellent ces paroles : *Bonus pastor dat vitam pro ovibus suis; mercenarius autem fugit.* Pas un seul n'a été mercenaire ; c'est pourquoi je m'abstiens de les louer.

J'ai eu pour auxiliaires quatorze sœurs de divers ordres. C'était une émulation de sacrifices et d'abnégation : Sœurs de Charité, Religieuses Augustines de Troyes, de la Providence de Langres, toutes ont fait verser bien des larmes de reconnaissance. Une des religieuses de la Charité est morte au chevet des malades à Boudreville.

Deux médecins sont morts au champ d'honneur dans mon canton : M. Féraud de Bélan et M. le docteur César, qui était venu m'aider à Gevrolles ; il est mort à mes côtés.

Je suis, etc.

AMBERT,
Docteur-Médecin.

A M. le Directeur de la *Vérité*.

Monsieur, sans entrer dans plus ou moins de détails sur la valeur homœopathique ou non de l'*Esprit de Camphre*, je crois qu'il y a un intérêt réel pour l'humanité à ce que l'on démontre qu'une méthode qui guérit, quelque prévention qu'on ait contre elle, est supérieure à celle qui avoue son impuissance devant le fléau en question. L'*Esprit de Camphre*, spécifique dans certaines périodes de la maladie, ne suffit pas dans toutes; mais il est remplacé alors par d'autres médicaments tout aussi énergiques, tels que le *cuivre*, l'*ellébore blanc*, etc..., pour les périodes auxquelles ils conviennent.

La vérité de cette assertion peut être facilement contrôlée ; les faits ne manquent pas à Paris et ailleurs. A Marseille, par exemple, le couvent des Dames de Saint-Thomas de Villeneuve, qui fut cruellement envahi pendant le mois de juillet dernier, vit la mortalité cesser après les soins du docteur Chargé. Grâce à une instruction populaire publiée par ce digne médecin, des malades qui semblaient voués à une mort certaine, purent être sauvés. M. le préfet des Bouches-du-Rhône a guéri son valet de chambre, cette instruction à la main, quand le médecin en chef de l'Hôtel-Dieu avait déclaré que dans trois heures le malade serait mort. Les ingénieurs des ponts et chaussées ont guéri, grâce à cette brochure, plus de 80 cholériques, sans en laisser mourir un seul. Enfin, c'est par centaines que les guérisons, tant à la ville qu'à la campagne, peuvent être comptées.

Agréez, etc.

F. Fagart,
Rue de Berlin, 23, à Paris.

A M. le Directeur de la *Vérité*.

Monsieur, faisant mes études médicales et étant placé en ce moment dans des conditions favorables pour employer l'*Esprit de Camphre*, je me fais un devoir de conscience de faire appel à un traitement qui promet un si grand bienfait à l'humanité. Qu'il soit d'une origine homœopathe ou allopathe, peu importe ; le moyen me paraît rationnel, et comme le dit fort bien le fabuliste : *En toutes choses, il faut considérer la fin.*

Recevez, etc.

A. Vignal,
Élève en Médecine,
Rue Saint-Jacques, 262, à Paris.

Atteint trois fois de la Cholérine, j'ai été parfaitement guéri par l'*Esprit de Camphre*. Ce remède est prodigieux, mais comme il est trop simple, trop facile à appliquer, qu'il dispense des visites des médecins, il est probable que ces messieurs feront tous leurs efforts pour l'empêcher de se populariser.

Votre journal, par son impartialité et la variété de ses matières, est le meilleur des journaux.

21 Septembre 1854.

UN NOTAIRE.

Pour copie conforme.

L. MIGNE.

Thoissey, le 22 Septembre 1854

Monsieur ayant fait usage du précieux spécifique de M. Hoffmann, je l'ai fait prendre à plusieurs personnes qui s'en sont très bien trouvées, et j'ai pleine confiance en l'*Esprit de Camphre*. Je désirerais avoir deux exemplaires du n° du 26 août.

Veuillez, etc.

Marie CHAUDIER.

Vinou (Var), 20 Septembre 1854.

A Monsieur le Rédacteur de la *Vérité*.

Monsieur, depuis plus d'un mois que la maladie s'est déclarée dans ma paroisse, elle y a fait passablement de victimes : mais je dois à la vérité de dire que toutes les fois que l'*Esprit de Camphre* a pu être administré dès le début, les malades ont été soulagés. J'ai fait moi-même l'expérience de cet antidote sur ma servante, atteinte d ux fois, dans l'espace de trois semaines, des premiers symptômes de l'épidémie ; les résultats ont été merveilleux. La dernière fois surtout c'était dans la nuit de samedi dernier à dimanche, la maladie paraissait devoir prendre un caractère sérieux; après de nombreux vomissements, il me fallut lutter pendant trois quarts d'heure contre de nouvelles envies de vomir; l'*Esprit de Camphre seul*, administré, montre à la main, selon le programme, arrêta tout comme par enchantement; un sommeil réparateur s'en suivit deux heures après; à huit heures du matin elle était déjà sur pied, et assistait à tous les offices du dimanche

CHENOUX,
Curé

Saint-Sornin, le 22 Septembre 1854.

A Monsieur le Directeur de la *Vérité*.

L'*Esprit de Camphre* a parfaitement réussi dans plusieurs cas de cholérine; mais il est déplorable que les médecins aient l'air de sourire de pitié quand on leur parle de l'*Esprit de Camphre* et de ses effets. Si encore ils guérissaient le Choléra!

J'ai l'honneur, etc.

MARQUISEAU,
Huissier à St-Sornin, par Saintes.

Angers, le 23 Septembre 1854.

Monsieur,

Je vous dois, comme bien d'autres, d'être encore de ce monde et d'avoir échappé à la terrible épreuve que j'ai subie en plein champ. Le 2 septembre, j'étais seul avec ma fiole d'*Esprit de Camphre*, qui ne m'a pas abandonné depuis le 26 août, lorsque je me sentis tout-à-coup un tournoiement de tête accompagné d'une forte colique, qui m'obligea de me rouler sur l'herbe, et il me prit un cours de ventre effrayant. Ne pouvant pas faire usage de ma bouteille, je me traînai jusqu'à une petite maison que j'aperçus à peu de distance. Il était neuf heures lorsque je pris ma première dose ; je continuai de cinq en cinq minutes pendant deux heures, et la diarrhée ne s'arrêtait pas, ni la colique non plus. Mon mal de tête augmentait. Je ne voyais personne autour de moi. Alors j'augmentai la dose : au lieu de trois gouttes, j'en mettais cinq, six, sept, jusqu'à huit. Je me sentis mieux à midi. Alors je diminuai le nonbre de gouttes : six par quart d'heure et la même dose par demi-heure jusqu'à cinq heures du soir, moment où je quittai mon infirmerie champêtre pour m'en retourner chez moi. Chemin faisant, je pris trois autres doses. Aussi avais-je la bouche toute camphrée. De retour chez moi, je pris un bouillon d'ordonnance et je me mis au lit, en disant à ma femme que j'étais fatigué de la route, et elle n'a eu connaissance de mon accident que le lendemain. J'étais pleinement guéri.

J'ai l'honneur, etc.

PRUVOST.

Précy, 24 Septembre 1854.

A M. le Directeur de la *Vérité.*

Faute de médecin, je me suis dévoué aux soins des cholériques de notre commune. Je me suis toujours servi de l'*Esprit de Camphre* recommandé dans votre estimable journal, et j'ai été toujours satisfait de ses résultats. Par ce moyen, j'ai arrêté, chez plus de 100 individus, la diarrhée et les coliques, lorsqu'elles ne faisaient que commencer. Par le même moyen je les ai arrêtées aussi lorsqu'elles dataient de plusieurs jours, mais avec les doses plus fortes et plus souvent répétées. Dans les commencements de l'invasion de la maladie, tout le monde était dans la frayeur, mais l'*Esprit de Camphre* a rassuré les esprits, et depuis que je l'emploie, personne ne craint plus de mourir ; au surplus, tous les habitants en ont une petite fiole dans leurs maisons.

J'ai l'honneur d'être, etc.

UN HABITANT DE PRÉCY,
Par Joigny (Yonne).

A M. le Directeur de la *Vérité*.

Monsieur, moi aussi, quoique étranger à la médecine, j'ai eu occasion de traiter plusieurs cholérines par l'*Esprit de Camphre*, et cet excellent remède ne m'a jamais fait défaut. Ceci n'est qu'un pur renseignement à joindre à tous ceux que vous avez reçus.

J'ai à instruire vos nombreux lecteurs d'un autre fait qui ne peut manquer de les intéresser vivement.

Depuis longtemps, Monsieur, je déplorais l'impuissance de tout l'art vétérinaire pour le traitement des maladies de mes chevaux ; chaque année je faisais des pertes sensibles.

Ayant été, il y a deux ans, guéri d'une bronchite chronique par M. le Dr Achille Hoffmann, je songeai, dans un moment où j'avais plusieurs bêtes atteintes de fluxion de poitrine, à supplier ce médecin de m'indiquer les médicaments homœopathiques propres à les guérir ; j'éprouvais de la répugnance à employer la saignée qui, en les épuisant, les rend incapables de travailler pendant longtemps ; M. Hoffmann me répondit qu'il n'avait pas l'intention de faire acte d'artiste vétérinaire, mais qu'il ne regardait pas comme indigne de lui de soulager des animaux qui souffraient. Il a donc eu l'obligeance de m'indiquer un spécifique dont j'ai usé et à l'aide duquel j'ai guéri mes malades :

depuis ce temps j'ai suivi ses conseils et toujours avec le plus grand succès.

J'ai l'honneur, etc.

E. MARQUIS,

Directeur du manège, rue de Varennes, 90, à Paris.

A M. le Rédacteur de la *Vérité*.

Monsieur, moi aussi j'ai été atteinte du Choléra, et du Choléra dans toute son intensité. Crampes atroces, vomissements blancs, diarrhée blanche et continue, yeux caves et noirs, froid glacial, prostration complète de tous mes membres, j'éprouvais tous les symptômes les plus alarmants : en un mot, je me croyais morte et déjà je disais intérieurement adieu à père, mère, mari et enfants, quand une ouvrière de vos ateliers, conduite certainement par la Providence, est venue me visiter sur mon lit de douleur. L'*Esprit de Camphre* me fut administré. Dès les premières gouttes, je sentis un mieux sensible.

Mes joues, dit-on, se colorèrent, mes paupières se levèrent, je pus remuer doigts et lèvres ; puis soupirer, regarder et toucher autour de moi. Au bout d'une demi-heure, crampes, vomissements et diarrhée avaient cessé. J'étais tentée de croire que Jésus-Christ avait passé par là, et m'avait miraculeusement guérie. Le lendemain j'étais sur pied et ne me sentais plus de rien.

Agréez, etc.

Fanny GARDY, femme ROUDIL.

Petit-Montrouge, 27 septembre 1854.

Nos seuls ateliers sont aussi importants que beaucoup de communes tout entières, puisque le nombre des ouvriers y atteint presque le chiffre de 600.

Eh bien! depuis que chacun porte sur soi la petite bouteille d'*Esprit de Camphre*, aucun n'a plus peur, ou, si quelqu'un se trouve atteint il prend tranquillement son remède et dès le lendemain, il est à son travail.

Après ce nombre important de faits, nombre qu'il nous eût été facile de décupler, quelle excuse pourrait-on alléguer, non, pour ne point croire à l'efficacité de l'*Esprit de Camphre* contre le Choléra (la foi s'inspire et ne se commande pas), mais pour ne pas recourir à ce spécifique dans tel cas donné? Car enfin, ou l'on réussira ou l'on échouera en l'employant.

Si l'on réussit, ne s'applaudira-t-on pas de toute son âme d'avoir vaincu ses préjugés, peut-être de n'avoir pas tué son malade au moyen de tout autre remède inefficace. Si l'on ne réussit pas, quel remords fondé pourrait-on éprouver? Avec quel autre spécifique eut-on pu s'assurer d'être plus heureux.

L. MIGNE.

Fondateur de l'*Univers*, de la *Voix de la Vérité*, du *Journal des Faits* et de la *Vérité*, createur des *Ateliers catholiques* de Mont-Rouge; éditeur de la *Bibliotheque universelle du Clergé* en 2,000 volumes in-4°.

PRIX BRÉANT

à décerner en 1866

Par son testament en date du 28 août 1849, feu M. Bréant a légué à l'Académie des sciences une somme *de cent mille francs* pour la fondation d'un prix à décerner « *à celui qui aura trouvé le moyen de guérir du Choléra asiatique*, ou *qui aura découvert les causes de ce terrible fléau.* »

Prévoyant que ce prix *de cent mille francs* ne serait pas décerné tout de suite, le fondateur a voulu, jusqu'à ce que ce prix fût gagné, que l'intérêt du capital fût donné à la personne qui aura fait avancer la science sur la question du Choléra, ou de toute autre maladie épidémique, ou enfin que ce prix pût être gagné par celui qui indiquera le moyen de guérir radicalement les dartres ou ce qui les occasionne.

Les concurrents devront satisfaire aux conditions suivantes :

1° Pour remporter le prix de cent mille francs, il faudra :

« *Trouver une médication qui guérisse le Choléra asiatique dans l'immense majorité des cas.* »

Ou

« *Indiquer, d'une manière incontestable, les cau-*

ses du Choléra asiatique, de façon qu'en amenant la suppression de ces causes, on fasse cesser l'épidémie; »

Ou enfin

« *Découvrir une prophylaxie certaine et aussi évidente que l'est, par exemple, celle de la vaccine pour la variole.* »

En 1854, ayant incontestablement gagné le prix Bréant, je remis mon mémoire à l'Académie des sciences, en y joignant le numéro du journal *la Vérité* de l'abbé Migne, qui précède ce chapitre; il ne peut laisser aucun doute sur l'efficacité de mon traitement contre le Choléra.

Ce n'est pas l'Académie des sciences qui juge, mais la section de médecine et de chirurgie, tirée du sein de l'Académie de médecine. Cette circonstance me faisait prévoir un résultat négatif. Le prix ne me fut pas donné.

Je ne me mettrai pas de nouveau sur les rangs des aspirants au prix Bréant; mais, quand cette brochure, traduite en toutes les langues, aura fait le tour du monde, et porté chez toutes les nations la consolation et le salut, peut-être alors l'Académie de médecine que je cite dès aujourd'hui au tribunal de l'opinion publique, se reprochera-t-elle son déni de justice à mon égard, et je le lui pardonnerai sans réclamer les intérêts.

Si l'Académie de médecine se contentait de ne rien produire, on la laisserait vivre de cette existence de bornes, qui satisfait à la gloriole d'un certain nombre de ses membres, mais quand on pense qu'elle jouit de la prérogative de tout régler dans les épidémies et les épizooties, et que par cela même qu'elle s'oppose systématiquement à tous progrès, elle arrête fatalement l'initiative intelligente et dévouée du Ministre ; oh, alors, je ne puis me taire devant cette énormité, et je dois signaler à l'autorité le danger de cette institution en présence du Choléra.

Cette société, par sa force d'inertie, paralyse le génie de tous les autres médecins qui dépendent d'elle, et enlève, à la nation consternée, jusqu'à l'espoir d'un avenir meilleur. Il ne faut pas que cette épidémie de 1865 et 1866 se passe comme les précédentes, en laissant la France plus compromise qu'en 1832, c'est-à-dire sous le coup d'une terreur toujours croissante en l'absence de tout moyen curatif.

Encore, si l'on pouvait supposer que l'Académie repoussât mon traitement, faute d'y croire, on se bornerait à déplorer un tel aveuglement, mais il n'en est rien : à l'exception de quelques damnés de l'esprit de corps qui se laisseraient mourir au sein de leurs moyens hygiéniques, plutôt que d'employer notre spécifique, si l'on avait le droit de fouiller tous les autres, on trouverait un étui *d'Esprit de Camphre* dans leur poche.

Si je suis aussi affirmatif, c'est parce que je sais que tout individu qui a lu ma notice, y croit autant que moi-même, et se pourvoit à l'instant. Or, pas un membre de l'Académie n'a manqué de la lire, car je la leur ait envoyée à chacun en particulier, et je suis autant lu par mes ennemis que par mes amis. Comme je tiens à la conservation de tous nos savants, j'ai, le même jour, adressé mon traitement préservatif et curatif du Choléra à tout l'*Institut*.

1835

L'ACADÉMIE DE MÉDECINE

ET

L'HOMŒOPATHIE

Le Ministre de l'Instruction Publique consulta l'Académie, dans le courant de janvier 1835, pour savoir s'il fallait accorder ou refuser l'autorisation d'établir des dispensaires et un hôpital homœopathiques ; cette demande avait été faite à l'autorité par la société homœopathique de Paris ; elle était si simple, si naturelle, après tant d'éclatants succès obtenus par les homœopathes depuis deux ans, que l'idée n'était venue à personne qu'elle pût être soumise à une décision de l'Académie : quoi qu'il en soit, il fallut, au moins pour le moment, subir un rapport allopathique avec toutes ses conséquences. On pense bien qu'une si importante décision ne pouvait pas décemment s'improviser ; aussi, quoique l'Académie eût bien décidé d'avance de ne rien examiner par suite de sa prévention contre la nouvelle doctrine, ses doctes membres gardèrent-ils le silence pendant deux mois, après quoi, trois séances furent enfin consacrées à préparer une réponse capable de détourner le Ministre de toute concession aux homœopathes.

Le public, étranger à la querelle des deux écoles, attendait avec impatience la réponse des ennemis de l'homœopathie : ce rapport ne sera pas fait : disaient les uns, car l'Académie ne peut donner son approbation à une doctrine médicale qui condamne positivement tous ses principes ; et si elle en parle avec mépris, elle agit trop ouvertement contre sa conscience et se déconsidère dans l'opinion de tous ceux qui, comme elle, ont connaissance des cures merveilleuses obtenues par les disciples d'*Hahnemann ;* d'autres, qui connaissaient mieux l'antipathie prononcée de cette société savante à examiner tout nouveau système médical, soutenaient que le rapport serait conçu absolument comme si l'homœopathie n'avait paru à Paris que de la veille, isolée de sa réputation et de ses succès. Les personnes impartiales et amies de la vérité s'attendaient à voir la question éclairée par des discussions profondes, et toutes dans l'intérêt de la science ; elles ne doutaient donc pas que des médecins homœopathes ne fussent nommés d'office pour soutenir leurs opinions et faire valoir le droit de leur école ; cependant il n'en fut rien. Messieurs de l'Académie, pour être bien sûrs de leur fait, se constituèrent juges et partie, et n'hésitèrent point à montrer au grand jour cette propension à l'obscurantisme médical qu'on leur a si souvent reprochée.

Mon intention n'est pas de reproduire ici les débats scandaleux auxquels donnèrent lieu trois séances de la docte assemblée (1), qui furent consacrées à confectionner un rapport dont les expressions ne paraissaient jamais assez acerbes à quelques-uns de nos ennemis les plus acharnés ; mais je ne puis résister à la tentation de donner, à mes lecteurs, un échantillon de l'éloquence et de la courtoisie de MM. de l'Académie de médecine, en citant textuellement le brillant discours de l'honorable professeur Bouillaud, qu'ils se sont bien gardés de rappeler à l'ordre.

L'orateur prend la parole au sujet du rapport présenté par M. le professeur Adelon.

M. Bouillaud. « Le rapport fort bien fait que « nous venons d'entendre, est empreint de cette « prudente réserve qu'on loue tant aujourd'hui; « mais il est des circonstances où je fais plus de « cas des *haines vigoureuses*. Si les homœopathes

(1) *Gazette médicale*, séance de l'Académie de médecine, aux dates suivantes : 10, 17 et 24 mars 1835.

Ce journal se trouve dans les cabinets de lecture qui avoisinent l'Ecole de médecine.

« ne demandaient à traiter que de ces maladies qui « peuvent attendre leur guérison de la nature, je « me tairais; mais appliquer cette prétendue doc- « trine quand le danger presse, c'est un crime de « lèze-humanité contre lequel il faut tonner sans « ménagement. Alors, je regarde l'homœopathie « comme aussi meurtrière que la poudre à canon.

« Je ne comprends pas cette logique de Monsieur « le rapporteur qui conclut au doute. Quoi ! si l'on « vient vous dire : j'ai trouvé la quadrature du « cercle, la pierre philosophale, que sais-je, aurez- « vous besoin d'expériences pour juger? Non, sans « doute. Eh bien ! voilà une chose mystique, « absurde, ridicule, vous le sentez vous-même; « vous l'avouez dans quelques phrases du rap- « port; pourquoi ne pas le dire dans les conclu- « sions. Je signalerai aussi une inexactitude du « rapport, il y est dit qu'Hahnemann compte plus « de maladies qu'il n'en existe réellement ; mais « c'est tout le contraire ; après le virus psorique « et quelques autres virus, il n'y a plus rien. C'est « un cyclope, cet homme, à peine voit-il la moitié « des objets.

« Je déclare donc que je ne ferai jamais d'expé- « riences de ce genre, et que je croirais m'abais- « ser. Mais j'ai dit aux homœopathes : Venez, je « vous donnerai des malades, le public vous verra « à l'œuvre ! pas un n'a accepté. M. Broussais et

« M. Andral en ont fait ; qu'ont-ils obtenu ? Rien. « On pouvait le prévoir facilement, il suffisait de « lire les ouvrages de ce réformateur, où l'on ne « trouve ni les connaissances ni le langage d'un « médecin

« Je demande que l'Académie se prononce avec « énergie contre cette demande d'hôpitaux et de « dipensaires. Je ne suis point retenu par la crainte « de ce reproche de vouloir restreindre la liberté ; « ceux qui me connaissent répondront si je le mé- « rite. Liberté entière dans les doctrines, mais non « dans des applications aussi malfaisantes ; je ne « veux pas que l'on accorde la liberté de tuer. On « craint d'affliger des confrères qui sont dans « l'erreur, mais ne savez-vous pas qu'il y a parmi « ces homœopathes autre chose que des dupes ; « que l'homœopathie est le refuge des fripons et « des charlatans ? Non, pas de dispensaires ; d'ail- « leurs il n'y en aura pas, n'ayez pas peur ; la so- « ciété homœopathique a voulu faire parler d'elle, « et voila tout. — J'ai dit. *(Appuyé ! Appuyé !)*.

M. Adelon prend ensuite la parole pour se justifier des reproches que lui ont faits ses honorables collègues.

M. Desgenettes demande l'ajournement du rapport à une autre séance, afin de pouvoir mieux l'examiner et y réfléchir ; il n'est pas d'avis qu'on le rende encore plus acerbe. « L'Académie, dit-il,

« n'en veut point aux hommes, mais aux prin-
« cipes; elle est comme la loi, *non irascitur sed*
« *cavet*. Nous ne cherchons ici que le bien de
« l'humanité ; quand à ces pauvres homœopathes,
« eh! mon Dieu ! qu'ils reposent en paix. Ne mettez
« donc pas dans vos conclusions d'expressions trop
« dures, et qui sortant de la bouche d'un médecin,
« sembleraient révéler quelque inimitié. »

Personne plus que nous n'approuve la modération invoquée par M. Desgenettes ; aussi aurons-nous soin de suivre ses sages conseils en examinant le discours de M. Bouillaud.

L'orateur, à ce qui paraît, ne craint pas de se montrer haineux; il serait moins excusable s'il avait parlé après M. Desgenettes. Il ne peut pardonner aux homœopathes d'entreprendre d'autres malades que ceux qui guériraient d'eux-mêmes ; mais je ne comprends pas à mon tour cette logique de M. Bouillaud : s'il consent à laisser traiter par les homœopathes tous les malades que la nature guérit, et le nombre en est considérable, c'est sans doute parce qu'il pense que leurs atômes ne peuvent pas nuire ; s'il en est ainsi, pourquoi dit-il plus loin qu'il ne veut point qu'on leur accorde la liberté de tuer? Au lieu de tuer, il aurait au moins dû dire laisser mourir. Ce n'est pas un semblable reproche que les hmœopathes font à la vieille médecine. M. Bouillaud, j'en suis sûr, prévoit le coup, mais comment pourrait-il le parer? Encore, si les allopathes ne s'en prenaient qu'aux maladies fort graves, on ne pourrait pas leur reprocher grand'chose; car alors le malade peut périr abandonné à la nature; mais dans ces cas si fréquents où la nature se serait chargée de la guérison, la conscience de MM. Bouillaud et compagnie les laisse-t-elle complètement tranquilles, quand ils ont épuisé les forces vitales par leurs déplorables saignées qu'ils appliquent à tout sans exceptions.

Dans un temps de liberté, pourquoi M. Bouillaud veut-il imposer sa médecine aux malheureux qui la redoute et n'y croient pas? Serait-ce, par hasard, parce que ce professeur de clinique à la Charité, sachant la répugnance que les gens du peuple ont à entrer à l'hôpital, craindrait que ces pauvres gens qui voient tant des leurs succomber sous les coups de l'allopathie, voulussent recourir à une autre méthode moins effrayante dans ses traitements, et laissassent ses lits vides pour garnir ceux des hôpitaux homœopathiques si on les autorisait? Cette opinion ne paraîtrait peut-être pas déraisonnable à tout le monde.

Nous ne ferons pas nos adieux à M. le professeur Bouillaud, sans le remercier d'avoir mis au jour une découverte anatomique qui lui est propre. Nous ne savions pas que celui qui n'a qu'un œil ne voit que la moitié des objets : l'épithète de cyclope qu'il a donnée fort judicieusement à Hahnemann, nous révèle ce fait nouveau. On a toujours quelque chose à gagner avec les savants.

Je voudrais ne pas prolonger davantage l'exposé de nos griefs contre l'Académie, cependant, comme nos adversaires citent fréquemment contre nous des expériences homœopathiques de M. Andral, qui de fait, sont venues merveilleusement en aide à ses confrères, en leur fournissant des armes contre notre doctrine, je suis obligé d'entretenir nos lecteurs de ce professeur, et de ses dispositions *impartiales* dans la question homœopathique.

Dans le courant de février 1835, je fus appelé rue Contrescarpe-Saint-Marcel, nº 22, pour donner mes soins à un jeune homme nommé Ferrand, secrétaire particulier de M. Delamarre-Martin-Didier, le banquier. Ce malade, atteint depuis six semaines d'une fièvre typhoïde, était arrivé au dernier degré de la maladie, et M. Andral, qui l'avait traité conjointement avec M. Roguet, avait déclaré le matin même du jour où l'on me fit venir, que M. Ferrand ne passerait pas la journée. Sur le seuil de la porte je rencontrai l'abbé *Hanicle*, alors vicaire de l'Abbaye Saint-Germain-des-Prés : il venait de donner l'extrême-onction, et me dit que c'était trop tard, qu'il n'y avait plus rien à faire !. . Malgré ces tristes pronostics, j'entrepris le délaissé, et en peu de jours il fut sur pieds. M. Roguet, qui m'avait demandé la permission de suivre mon traitement, eut soin de tenir M. Andral au courant de tout ce qui se passa. Le malade ne prit absolument que des globules homœopathiques, et la guérison ne se fit pas attendre.

Je suis loin de reprocher à M. Andral de n'avoir point guéri M. Ferrand, il avait consciencieusement fait pour lui tout ce qu'il pouvait; et d'ailleurs, ses confrères sont si souvent malheureux en pareille circonstance, qu'il n'y aurait aucun intérêt pour personne à citer ici un revers de plus; à la vérité, il l'avait abandonné quoique encore en vie, mais il ne s'était retiré que quand, avec sa sagacité ordinaire, il avait reconnu que sa médecine ne pouvait plus rien... S'il en est ainsi, me dira-t-on peut-être, pourquoi donc reproduire ce fait, qui se passait il y a trente ans? il faut être bien à court d'exemples de guérison! Voici mon motif : Pendant que je traitais cette fièvre typhoïde dont on avait désespéré, M. Andral, de son côté, arrangeait ses expériences pour MM. de l'Académie; il fallait que quelqu'un pût dire qu'il avait expérimenté suffisamment, et il s'était chargé de l'expédition. Huit jours avant la première séance de l'Académie, consacrée au rapport contre nous, mon ressuscité alla voir M. Andral pour le remercier de ses bon soins; car s'il n'avait pas fait mieux, ce n'était pas faute de zéle. La vue de ce revenant, tiré de l'autre monde par l'homœopathie, fut peu agréable au complaisant expérimentateur qui, au lieu de l'examiner, de l'interroger, en un mot de constater de ses yeux ce que M. Roguet lui avait rapporté jour par jour, chassa, comme un remords, ce malade reconnaissant, en se justifiant de cette conduite étrange par des occupations sans nombre : il ne voulut pas même jeter sur lui un regard de curiosité!

Une semaine s'était à peine écoulée, et M. Andral fit sa lecture à l'Académie ; son travail était fait, il l'avait promis, on l'attendait avec impatience : il ne voulut pas laisser ses confrères dans l'embarras.

Je ne me charge pas d'inscrire ici les réflexions qu'un fait aussi grave suggérera à mes lecteurs; mon intention n'a rien d'hostile; mais je déplore qu'un homme d'un mérite réel, et que je me garderais bien de contester, ait présenté à ses confrères un travail qui, pour avoir quelque valeur aux yeux de tous, aurait dû être fait dans des dispositions bien différentes de celles que M. Andral ne put dissimuler en présence de M. Ferrand ; et cependant, c'est sur ces prétendues expériences homœopathiques que se sont appuyés principalement les adversaires les plus ardents de notre médecine, en parlant, avec quelque raison, de leur répugnance à répéter ce dont M. Andral leur avait fait un si triste tableau !

Conclusions.

L'Académie était incompétente pour juger l'homœopathie qu'elle ne connaissait point. Ceux de ses membres qui ont accepté cette impraticable mission, se sont couverts du ridicule auquel ne pourrait échapper une commission tirée de l'hospice des *Quinze-Vingts*, pour porter un jugement de goût sur telle ou telle couleur ! Je dirai, en finissant : Si nos ennemis avaient eu réellement sur l'homœopathie les idées qu'ils s'efforcent de propager, ils auraient agi en conséquence. En effet, quelle belle occasion n'avaient-ils pas de se débarrasser à jamais des homœopathes ! En leur faisant donner les hôpitaux et les dispensaires qu'ils demandaient ; on les aurait vus à l'œuvre, on aurait facilement constaté si les malades entrés chez eux, en seraient sortis morts ou guéris. Qu'ils n'aillent pas nous dire, ces prétendus philanthropes : « *Qu'ils se seraient reproché de telles expériences.* » Ils redoutaient les suites inévitables de la comparaison de nos œuvres avec les leurs ; ils voyaient déjà leurs hôpitaux se vider pour encombrer les nôtres, et ils ont profité de l'occasion qui leur était offerte par l'autorité, de retarder la manifestation de cette supériorité immense de l'homœopathie sur l'ancienne médecine.

Des personnes au cœur généreux et bienveillant se figureront sans doute que l'opposition des académiciens contre l'homœopathie ne tenait alors qu'à leur ignorance de cette science, et que maintenant, éclairés depuis trente années par nos succès de tous les jours, ils rendent justice à la belle découverte d'Hahnemann, et n'hésitent point à s'en servir dans l'occasion... Vaine illusion, la haine des savants de la rue des Saint-Pères a grandi en raison directe des immenses progrès de l'homœopathie ; nos adversaires savaient en 1849 et en 1854 que nous guérissions presque tous les cholériques, et cependant, ils ont constamment repoussé nos puissants moyens, eux qui ne connaissaient rien pour arrêter le fléau.

L'Académie de médecine, pour ne point se laisser aller à des faiblesses à notre égard, a nommé en tête de la commission chargée du rapport sur le Choléra de 1854, M. Bouillaud, l'homme *aux haines vigoureuses*. Combien d'années attendrons-nous ce rapport ? Messieurs les académiciens, peu flattés sans doute de leurs succès, viennent seulement de se décider à donner celui de 1849 ! ! !

Nos lecteurs savent maintenant ce qu'ils doivent penser des conditions morales qui ont présidé aux expériences faites sur l'homœopathie par certains membres de l'Académie de médecine.

Comme de plus on a cité fréquemment contre nous les revers subis dans des salles de malades par des membres distingués de notre école : *MM. Curie*, *Léon-Simon*, *Gueyrard*, *Chargé*, *Tessier*, etc. ; je ne puis laisser ignorer que tous les moyens avaient été préparés d'avance pour entraver la réussite, et rien n'est plus simple quand il s'agit d'atômes homœopathiques, que les moindres émanations de *camphre*, de *chlore*, etc. peuvent annuler; d'ailleurs, beaucoup d'élèves se sont vantés d'avoir donné aux malades des globules de sucre de lait seulement, c'est-à-dire sans aucune propriété médicinale. En un mot, la conspiration était flagrante, j'avais prévu et annoncé tout ce qui est arrivé

On voit donc que ces expériences de médecins homæopathes rendues impossibles par la ruse, font dignement pendant aux expériences faites par MM. Andral et compagnie.

Lorsqu'ils donnèrent dans ces piéges tendus à leur bonne foi, mes honorables et savants confrères ont fait preuve d'une candeur confiante qui parle en leur faveur : Quand on se sait incapable d'une mauvaise action, on ne peut la croire possible chez les autres, c'est ce qui les a conduits dans les hôpitaux des allopathes.

En s'échappant, comme ils ont pu, de ces évidentes embûches, ils ont donné à nos ennemis des armes puissantes dont ils ne manquent pas de se servir aussi souvent qu'ils le peuvent. Le savant et pacifique Curie, redoutant en France un avenir d'injustice et de lutte qui cadraient fort peu avec son caractère, profita de la connaissance parfaite qu'il avait de la langue anglaise pour aller s'installer à Londres, où il se créa, en peu temps, une brillante clientelle.

Il a fait bâtir, dans la capitale de l'Angleterre, un hôpital consacré au traitement homœopathique, qui fut payé uniquement avec les dons des riches et généreux anglais, traités et guéris par notre habile compatriote; les autres homœopathes, sans se déconcerter, sont restés l'arme au bras sur la brèche.

UN MOT

SUR

L'HOMŒOPATHIE

Quoique, depuis trente-deux ans, un nombre considérable de lecteurs ait puisé dans mes divers écrits sur l'*homœopathie* des renseignements suffisants pour avoir une idée de cette science, je crois utile d'entrer ici dans quelques détails sur les principes fondamentaux de notre art, car il y a encore des personnes qui n'ont point eu l'occasion de prendre connaissance des progrès immenses qu'*Hahnemann*, notre illustre maître, a fait faire à la Médecine. De plus, l'opinion publique, en diverses circonstances, a tellement été faussée par les impudents mensonges de nos ennemis qu'une rectification des idées est devenue indispensable.

Le fondateur de l'Homœopathie est le premier médecin qui ait mis en pratique cette loi naturelle : *les semblables sont guéris par les semblables*, c'est-à-dire que, pour guérir une maladie, il faut administrer une substance qui produirait des symptômes du même genre chez une personne bien portante qui en ferait usage. Plusieurs savants, avant lui, avaient entrevu cette vérité, mais ils avaient échoué quand ils avaient voulu en faire l'application au traitement des maladies. La cause de l'insuccès résidait uniquement dans les doses qui étaient beaucoup trop fortes. Sous leur influence, le mal s'aggravait à tel point que la mort était souvent le résultat de ces essais mal dirigés, auxquels enfin on avait renoncé. Hahnemann, convaincu de la vérité de la loi homœopathique, sortit des modes de préparation usités, changea entièrement les doses des médicaments et les diminua sans relâche jusqu'à les amener peu à peu à ce degré infinitésimal où seulement ils cessent de nuire et deviennent capables de développer une grande puissance curative. Qu'on s'abstienne donc enfin de ridiculiser les petites doses employées par les homœopathes, puisque, sans elles, en suivant la loi des semblables, il n'y a pas de guérison possible, et qu'en y recourant, on est presque toujours sûr de rendre son malade à la santé. Sans doute, comparées aux doses données par les médecins ordinaires, celles des homœopathes semblent ridicules, si l'on admet les autres comme bonnes et indispensables pour guérir; mais, il n'en est rien, car trop souvent elles donnent lieu à de véritables empoisonnements. De plus, si l'on considère combien sont exigues et même insaisissables les causes principales des maladies, telles que : *virus divers. principes contagieux dans l'air, émotions morales, refroidissements, etc.*, on verra qu'il n'y a rien de moins étonnant dans l'atôme qui rend malade, que dans l'atôme qui guérit.

Les homœopathes ne laissent rien au hasard : leur science est positive ; ils connaissent les propriétés réelles de leurs médicaments qu'ils ont expérimentés un grand nombre de fois sur l'homme sain. Le plus souvent, ils peuvent assigner un terme certain pour la guérison ; leurs ressources sont des plus variées, et leurs remèdes, toujours simples, sont autant de spécifiques dont l'action puissante et invariable vient secourir l'organe malade, et le modifie sans altérer le reste de l'économie. Si l'homœopathe se trompe, le médicament ne guérit point ; mais au moins il ne tue pas le malade. Nous laissons à la nature toutes ses ressources, car jamais nous n'imposons la diète à ceux qui ont faim, et nous n'épuisons pas les forces vitales par les évacuations sanguines.

En 1833, nous avions bien de la peine à porter la conviction dans l'esprit de nos lecteurs. On voulait des faits et l'on avait raison. Maintenant que trente-trois années de succès, souvent chez des malades regardés comme incurables par des sommités de la science, et de plus le *Choléra,* ont mis en évidence l'efficacité de nos moyens (puisque nous avons prouvé que cette redoutable affection cède facilement aux atômes homœopathiques), nous n'avons plus besoin de nous appesantir sur des raisonnements probants, d'autant moins que le nombre des incrédules diminue chaque jour. En effet, l'homœopathie s'est tellement répandue dans toutes les classes de la société, qu'on ne peut, dans un salon, parler de la nouvelle médecine sans rencontrer plusieurs personnes qui en ont elles-mêmes éprouvé les bienfaits, ou dont parents ou amis lui doivent leur salut.

Enfin, les cures sont devenues si nombreuses, qu'un allopathe de bon sens et qui se respecte, ne peut plùs les mettre en doute sans risquer de se déconsidérer aux yeux de ses auditeurs. Depuis que l'homœopathie a fait invasion dans Paris, les rôles ont bien changé! à cette époque, nous, les sentinelles avancées d'*Hahnemann*, nous recevions les premiers chocs des allopathes (1), qui nous traitaient de fous et de rêveurs; ils ne voulaient employer, pour nous détruire, que l'arme du ridicule, et nous accordaient à peine quelques mois d'existence... Maintenant que la vérité s'est fait jour, malgré tant d'efforts désespérés, le nombre des homœopathes de Paris, qui en 1833 était seulement de 5 à 6, s'élève au-

(1) Ce mot désigne les Médecins de l'ancienne école.

jourd'hui à près de 500, qui comptent dans leur clientèle un quart au moins de la population parisienne.

Tous ces médecins, et moi le premier, ne demandons qu'à vivre en bonne intelligence avec ceux de l'ancienne école; sortis presque tous de la Faculté de médecine de Paris, nous respectons la science des savants professeurs qui la composent, et nous n'avons fait qu'ajouter les ressources pratiques de l'homœopathie aux connaissances variées que nous avions puisées dans leurs cours.

Il n'y aurait donc rien à changer, rien à retrancher dans la composition de cette illustre école : mais, pour la rendre complète, il faudrait y ajouter une chaire de médecine homœopathique, et bientôt nos célèbres chirurgiens qui perdent souvent des malades après les opérations les mieux faites, par suite de symptômes graves qui surgissent inopinément, trouveraient dans la matière médicale d'Hahnemann des moyens sûrs et très simples pour en triompher.

Maintenant que les effets funestes de la ligue médicale sont signalés et bien connus, les directeurs de journaux sont déliés, par cela seul, de leurs engagements envers leur comité de médecine; car, en y souscrivant, ils ne comptaient nullement entraver la liberté médicale, dont l'importance n'échappe à personne : ils avaient cru agir dans l'intérêt général, c'est-à-dire assurer à leur feuille un tribunal instruit, équitable et compétent, qui admettrait constamment l'utile et éloignerait tout ce qui serait insignifiant ou dangereux.

Or, ces médecins, en empêchant de paraître le traitement préservatif et curatif du *Choléra*, eux qui n'ont aucun moyen de le guérir, ont complétement manqué à leur mission, se sont rendus gravement coupables envers l'humanité, et dès lors ils doivent être révoqués de ces délicates fonctions.

Messieurs les journalistes se dégageront, nous l'espérons, de cette entrave à la liberté médicale, ils ouvriront leurs colonnes aux gens de l'art laborieux et amis du progrès, sans acception de telle ou telle catégorie; alors le génie ne sera plus entravé, et l'humanité ne peut que gagner beaucoup à ce changement.

Si l'on avait le moindre doute sur l'excellence de l'homœopathie, les fureurs de l'Académie de médecine contre cette science nouvelle suffiraient pour le faire disparaître, car cette Société savante ne sort jamais de son apathie ordinaire que pour attaquer ce qui lui donne de l'ombrage, c'est-à-dire ce qui guérit.

Maintenant que tout le monde connait les hauts faits de l'ancienne médecine contre le Choléra pendant quatre épidémies, dans l'espace de trente-quatre ans, voyons comment s'est comportée l'homœopathie dès la première invasion de 1832.

Le Choléra, contre lequel l'Inde et les médecins anglais n'avaient rien pu trouver d'efficace, s'élance vers l'Europe, renversant tout sur son passage. Il traverse la Russie tout entière, sans rencontrer aucun obstacle, et vient ajouter des désastres d'un nouveau genre à ceux de la malheureuse Pologne.

Heureusement, la savante Allemagne possède un grand médecin seul capable de se mesurer avec ce furieux ennemi de l'humanité : c'est Hahnemann, le génie de la Saxe. Aux approches du fléau jusqu'ici indompté, il rassemble ses élèves et leur dicte sans hésiter les noms de quatre substances qui doivent infailliblement en triompher, savoir : le camphre, l'ellébore blanc ou veratrum, le cuivre et l'ipécacuanha.

Ce savant, sûr de lui-même, n'attendait rien du hasard; son choix était tombé avec certitude, au milieu de ses nombreux médicaments, sur les substances qui s'accordaient parfaitement avec les divers symptômes que peut présenter le fléau. C'en était fait du monstre, il était terrassé!

Que fallait-il pour que cette belle découverte fit le tour du monde? Que l'Académie de médecine ne la repoussât pas; car, *M. de Maistre* l'a dit, « la vérité a besoin de la France! »

CAUSE

DE L'HOSTILITÉ DES MÉDECINS

CONTRE L'HOMŒOPATHIE

Sans doute on trouve chez les médecins, en général, une opposition très grande à la médecine homœopathique; mais, quelle est la cause première et permanente de cette antipathie qui se prolonge, malgré nos succès éclatants depuis 1833? C'est l'Académie de médecine, toujours cette Académie, au sein de laquelle figurent les professeurs de l'Ecole. Messieurs les académiciens tournent sans cesse la science d'Hahnemann en ridicule, et s'appliquent à déverser un vernis de charlatanisme sur tous ceux qui l'exercent. Comment des élèves, qui ont foi en la parole de leurs maîtres, ne garderaient-ils pas, quand ils deviennent docteurs, le souvenir des idées fausses qu'on leur a inculquées, et dans lesquelles ils sont entretenus par les diatribes qui s'échappent du vieux corps savant toutes les fois que l'occasion se présente.

Sans l'Académie de médecine, l'homœopathie

serait pratiquée par tous les jeunes médecins naturellement avides de progrès. Sans cette opposition systématique, le corps des médecins militaires n'aurait jamais eu d'éloignement pour la nouvelle médecine ; il l'aurait même expérimentée avec plaisir. Or, si les chirurgiens et les médecins de l'armée avaient pratiqué l'homœopathie, que de milliers de soldats français n'auraient point succombé sur le sol africain, en Crimée, au Céleste Empire et en Italie, puisque nous guérissons facilement, en 24 ou 36 heures, une dyssenterie grave, et qu'il est reconnu que cette affection, *à elle seule*, a fait plus de victimes que le fer de l'ennemi et toutes les autres maladies réunies.

L'esprit de corps d'une société savante l'empêche toujours d'employer des moyens qui ne viennent pas d'elle et dont les succès tendraient à affaiblir la réputation dont elle jouit dans l'opinion. C'est ce qui fait que l'Académie de médecine, qui ne connaissait aucun moyen efficace contre le *Choléra*, laissa cependant dans un carton, sans vouloir s'en servir, le traitement homœopathique de ce fléau, que lui avait envoyé le savant docteur Desguidy, qui exerçait déjà avec grand succès l'homœopathie à Lyon, pendant la première épidémie de 1832. Quel malheur pour l'humanité qu'une philanthropie plus robuste n'ait point porté cette assemblée à mettre un vain orgueil de côté ! Depuis ce temps, tous les médecins français auraient connu le vrai traitement du Choléra ; car préconisé par l'Académie, les gens de l'art de tous les pays n'auraient nullement hésité à l'employer.

Au lieu de cela, le rôle de l'Académie n'ayant point été ce qu'il aurait dû être, le mal, rebelle aux armes de l'allopathie, continua de décimer la France et l'univers.

Je dirai, en finissant ce court chapitre, à tous les médecins qui ne sont pas liés par l'esprit de corps académique : mes chers confrères, laissons s'éteindre ces haines entre savants, si fâcheuses pour tout le monde et en particulier pour l'humanité ; guérissons nos malades par tous les moyens possibles, sans nous occuper s'ils sont homœopathiques ou non. Le patriotisme rassemble tous les partis devant l'ennemi ; la philanthropie doit faire cesser toute dissidence en face du Choléra.

QU'IL EST DIFFICILE DE FAIRE LE BIEN !

Si cette ligue médicale contre le progrès, dont j'ai signalé la toute puissance, ne m'avait pas empêché d'écrire dans les journaux, il y a douze ans que mon traitement, connu et apprécié sur tout le globe, aurait fait disparaître jusqu'à la moindre peur du Choléra.

Avoir entre ses mains depuis dix-sept ans le moyen certain de préserver l'humanité des atteintes fatales de ce fléau, et ne pouvoir parvenir, par aucun moyen, à gratifier l'humanité d'un traitement si simple et si précieux, est un affreux supplice pour un médecin philanthrope. Voici ce que j'ai fait depuis 1865 pour venir en aide aux cholériques.

En même temps que l'invasion du Choléra à Alexandrie, j'appris que M. Ferdinand de Lesseps s'était hâté de se rendre à l'isthme de Suez auprès de ses travailleurs pour soutenir leur courage par sa présence. Sachant que les meilleures intentions sont souvent paralysées par le manque de ressources réelles, je portai moi-même au sous-chef de l'administration de la Compagnie de Suez, à Paris, les renseignements les plus concluants sur mon traitement du Choléra ; plusieurs de mes notices et un exemplaire du journal *La Vérité* de M. l'abbé Migne pour être immédiatement adressés à notre illustre compatriote.

J'ai envoyé aussi plusieurs de mes notices à notre consul général d'Alexandrie, à la supérieure des admirables sœurs de Saint-Vincent-de-Paul, au Préfet de police d'Alexandrie et à Son Excellence le premier ministre du vice-roi d'Égypte.

Le Comité médical de l'isthme de Suez auquel on aura soumis ma notice, aura fait ressortir le charlatanisme d'un traitement qu'aucun grand journal de Paris n'avait inséré, et je n'ai pas même reçu une lettre de remerciments de M. de Lesseps. Même silence des autorités égyptiennes, sans doute pour le même motif, et mon traitement ne fut pas employé à Alexandrie.

Dès que le Choléra eut fait irruption a Marseille, j'adressai une lettre pressante à M. le Préfet des Bouches-du-Rhône pour l'engager à faire insérer mon traitement dans les journaux du département; elle contenait deux de mes notices. Je fis les mêmes instances auprès du Maire de la ville; voici la lettre que j'ai reçu de M. de Maupas, le préfet :

« Marseille, le 21 septembre 1865.

« Monsieur,

« J'ai reçu avec la lettre que vous m'avez fait l'honneur de m'adresser, le 28 août dernier, deux exemplaires de la notice que vous venez de publier sur le traitement relatif au Choléra.

« J'ai l'honneur de vous remercier de cette communication.

« Recevez, Monsieur, l'assurance de ma considération distinguée.

« *Le Sénateur, chargé de l'administration du département des Bouches-du-Rhône.*

« DE MAUPAS.

Ma notice ne fut point insérée dans les journaux de Marseille, et mon traitement fut repoussé des hôpitaux ; toujours pour le même motif. Cependant, cette ville devait me procurer un dédommagement de mes peines. J'ai reçu successivement quatre lettres de la sœur Thérèse M. ., supérieure des Filles de la Charité. Dans la première, elle m'annonçait deux succès obtenus par elle au moyen d'une copie de ma notice de 1854 : elle désirait, s'il était possible, avoir beaucoup d'exemplaires de mon traitement, ou la permission de faire imprimer la copie qui était entre ses mains.

J'envoyai 300 notices.

Peu après, une seconde lettre me demandait d'autres notices et me promettait des détails sur leur emploi et les résultats obtenus, j'expédiai 500 autres notices. Je mets sous les yeux de mes lecteurs les deux dernières lettres de cette sœur qui sont pleines d'intérêt.

Troisième lettre de la sœur Thérèse :

« Marseille, 6 octobre 1865, rue St-Vincent-de-Paul.

« Monsieur le Docteur,

« Je vous fais bien mes excuses du retard que j'ai mis à vous mettre au courant du succès de l'*Esprit de Camphre* selon votre formule sur les cas de Choléra qui se sont présentés dans la ville de Marseille.

« Pour mon propre compte, j'y ai grande confiance. Tous les cas que j'ai pris au début ont été sauvés, la réaction s'est bien faite, j'en compte environ une trentaine.

« Dans notre maison six orphelines ont été prises presque en même temps ; une seule a succombé parce qu'elle a trop caché son mal. Dans la raffinerie de M. Massot, dix malades ont été guéris avec ce seul remède ; à la Capelette (banlieue) presque tous les malades ont aussi été sauvés. Enfin, je n'en finirais pas si je voulais énumérer les personnes qui, après s'être munies du remède en ont fait usage.

« Les médecins de secours appelés auprès de nos pauvres n'en sont pas partisans ; dès qu'ils arrivaient, ils faisaient cesser l'*Esprit de Camphre* et administraient leurs ordonnances ; et nous n'avions plus qu'à nous retirer, leurs malades succombaient.

« Les pharmaciens me prenant trop cher de l'*Esprit de Camphre*, je l'ai fait moi-même, et par ce moyen j'ai distribué plus de 600 flacons. Je n'en ai reçu que des résultats satisfaisants.

« Je n'ai pas manqué d'aller trouver Monsieur le Maire de Marseille, mais il n'a pas fait grand cas de ma démarche.

« Recevez, Monsieur, la parfaite assurance de mon profond respect, et de ma reconnaissance sans bornes.

« Votre très-humble et très-dévouée servante,

« Sœur Thérèse, Supérieure. »

Quatrième lettre de la sœur Thérèse, supérieure des Filles de la Charité, à Marseille.

23 août 1866.

« Monsieur le Docteur,

« La reconnaissance me fait un devoir de vous renouveler nos remercîments pour les heureux résultats de votre précieux spécifique pour le Choléra.

« Il m'a réussi aussi bien que l'année dernière, et à mon avis c'est le seul remède qui mérite confiance pour cette maladie, pourvu qu'on le prenne au début.

« D'après votre seconde instruction, plusieurs personnes prises par la peur, et se sentant des malaises, en ont pris deux ou trois gouttes tous les matins, comme préservatif et s'en sont très-bien trouvées.

« Cette année, les cas ont été moins nombreux, mais plus prompts. Maintenant, ce n'est presque plus rien.

« Les personnes qui s'en sont bien trouvées l'année dernière, sont revenues avec empressement se munir du spécifique; trois d'entre elles sont venues me signaler des guérisons par ce seul moyen, qui a procuré une heureuse réaction.

« J'ai à vous rapporter un fait très-récent, qui s'est passé il y environ quinze jours : Un homme veuf, ayant perdu ses deux enfants presque en même temps, du Choléra, se voyait seul et malade dans son petit réduit; il sortit comme il put, et se coucha sur l'herbe en plein air. Des passants le voyant se débattre le crurent ivre. S'étant approchés, ils reconnurent qu'il avait le Choléra. L'un d'eux étant muni de l'*Esprit de Camphre,* lui en administra sans ménagement; la réaction s'étant manifestée, on le transporta chez lui, et il se trouve en parfaite santé. Ce fait a été raconté à une de nos sœurs par la personne qui a administré l'*Esprit de Camphre.*

« Je joins à cette lettre deux certificats de l'année dernière, qui peuvent vous servir de preuve de ce que j'avance.

« Vous trouverez aussi un petit mot de M. Solle, curé d'Estelle (Haute-Garonne); adressé à sa nièce, qui est sœur dans notre maison, et qui a lui seul peut convaincre les incrédules.

« Croyez, Monsieur, à la sincère gratitude de celle qui a l'honneur d'être, avec un très-profond respect,

« Monsieur le Docteur,

« Votre très-humble et très-dévouée servante.

« Sœur THÉRÈSE M..... »

Les deux certificats ci-dessus mentionnés, rentrent dans des milliers de cures du même genre, je ne les produirai pas.

Quant à la lettre du curé, elle est fort curieuse, la voici :

« Bien chère enfant,

« Vous avez le Choléra pour voisin. Bon voisin dans un sens, il invite à penser à Dieu; mais mauvais voisin dans un autre, la mort l'accompagne toujours.

« Vite, vite, à l'alcool camphré de M. Achille Hoffmann, Pour moi, c'est le préservatif infaillible. Dans ma paroisse, sur 48 attaqués, 2 seulement ont succombé, et encore, parce qu'on n'y a pas été à temps pour les soigner.

« Le succès obtenu dans ma paroisse a attiré un monde immense pour se procurer l'expédient infaillible : partout on a réussi avec le même succès.

« La médecine ne veut pas le reconnaître : mieux vaut guérir contre l'opinion des médecins que mourir avec leur assentiment.

« SOLLE, curé.

« L'Estelle (Haute-Garonne). »

J'avais lu dans les journaux que le Choléra avait paru dans les environs de Rome ; que le Piémont comptait beaucoup de décès ; et que Constantinople était aussi atteinte par le fléau.

Voulant que l'étranger participât aussi aux bienfaits de mon traitement. Je remis moi-même plusieurs de mes notices à son Eminence le Nonce du Pape, au secrétaire d'ambassade d'Italie et à l'ambassadeur plénipotentiaire de Turquie, qui en prit lecture immédiatement devant moi : tous me remerciaient de ma démarche bienveillante et désintéressée, puisque je donnais ma formule, mais ils témoignaient leur surprise qu'une découverte aussi précieuse ne trouvât pas sa place dans les grands journaux de Paris.

Quelques temps après je reçus la lettre suivante de l'Ambassade de Turquie :

AMBASSADE IMPÉRIALE OTTOMANE.
N° 2224.

« Paris, le 7 octobre 1865.

« Monsieur le Docteur,

« Sur le désir que vous m'en aviez manifesté, j'ai fait parvenir en son temps, au Ministère impérial de Constantinople, les exemplaires que vous aviez bien voulu me remettre, en septembre dernier, de votre méthode pour la guérison du Choléra.

« Je suis chargé par mon gouvernement de vous exprimer des remercîments pour cette utile méthode, qui a été communiquée à la Commission extraordinaire d'hygiène et de salubrité publique à Constantinople.

« Agréez, Monsieur le Docteur, l'assurance de ma considération distinguée.

« (*Signature illisible*). »

Je suis bien sûr que mon traitement n'a pas été expérimenté.

Je fis, comme en 1854, d'inutiles démarches auprès des directeurs des grands journaux, — et dans l'espérance de paraître au *Moniteur*, j'obtins une audience de Son Excellence M. Béhic. spécialement charge des épidémies. M. le Ministre ne pouvant rien prendre sur lui sans l'avis de l'Académie, me renvoya à la Commission permanente du Choléra : je savais ce que j'avais à attendre de cette société, cependant j'adressai par la poste ma notice à chacun de ses membres, et la pétition suivante à son président et à son sécretaire perpétuel :

***Pétition du Docteur Achille Hoffmann à l'Académie de Médecine, pour obtenir l'autorisation d'insérer sa notice sur le Choléra au* Moniteur Universel.**

« Messieurs,

« L'Académie de Médecine de Paris, composée d'un choix de médecins les plus distingués, inspire en France une grande confiance, et tous les médicaments approuvés par elle, jouissent d'une faveur prononcée et durable, tant parmi les praticiens, que parmi les gens du monde. Si donc l'Académie, dans ce temps de panique qui double le nombre des victimes de l'épidémie, invitait le Ministre à autoriser l'insertion au *Moniteur* et dans tous les journaux français, de ce traitement qui a fait ses preuves depuis 16 ans, et que déjà beaucoup de praticiens emploient avec une entière confiance, huit jours ne se passeraient pas après cette publicité, sans qu'on remarquât une grande différence dans la mortalité des villes gravement atteintes par le fléau. De plus, le mal qui a commencé a envahir la capitale, serait promptement arrêté. Personne n'aurait plus l'idée de s'éloigner de Paris, et le commerce, menacé sérieusement dans le début de l'invasion, conserverait son activité ordinaire, car l'effroi aurait été dissipé immédiatement, par la conviction de salut que l'on puise dans la lecture de ma notice.

« Si l'Académie se dispose à publier le résultat de ses travaux et de ses expériences sur le *Choléra*, mon travail, ainsi répandu, rendrait de grands services, jusqu'à ce que cette élaboration de la science fût mise au jour. Tout le monde l'attend avec une vive impatience, surtout les médecins, qui, en face du péril où leur zèle les entraîne, sont encore au dépourvu de moyens curatifs, et en espèrent chaque jour de cette savante société, qui a été créée pour éclairer le gouvernement et veiller au salut des populations, pendant les épidémies et les épizooties.

« En attendant votre décision, veuillez agréer, Messieurs, l'expression de mon respect.

« Achille HOFFMANN »

Le plus profond silence fut la réponse de l'Académie.

Dans l'espérance de paraître au *Moniteur*, j'adressai à l'Empereur la pétition suivante :

« Paris, 17 septembre 1865.

« A SA MAJESTÉ L'EMPEREUR DES FRANÇAIS

« Sire,

« Mon nom est honorablement connu depuis 1827, à Paris, dans la pratique médicale.

« En 1849, pendant la seconde épidémie du Choléra, j'ai inventé un traitement certain pour en triompher.

« En 1854, j'ai fait tout ce qui dépendait de moi pour répandre, le plus possible, mon précieux traitement, et je n'hésitai point à donner ma formule. Malgré mon désintéressement, j'ai été repoussé par tous les grands journaux parce que les rédacteurs médicaux des diverses feuilles se réservent le droit, en y écrivant toute l'année gratuitement, d'éloigner tout article médical qui ne leur convient pas. Or, mon traitement très-simple, sûr dans ses effets, nullement dispendieux et n'exigeant même pas la présence des médecins devait être nécessairement repoussé et entravé par eux, c'est ce qui est arrivé, et se continue aujourd'hui.

« J'ai l'honneur de mettre sous les yeux de Votre Majesté le seul journal qui voulût insérer ma notice pendant le Choléra de 1854. La lecture de la première page, et des premières colonnes de la seconde, ne laisse aucun doute sur l'efficacité de mon traitement.

« Entravé encore, en ce moment, dans le désir de faire le bien, je mets ces pièces probantes sous les yeux de l'Empereur, en le suppliant de me seconder, dans l'intérêt de l'humanité, par *l'insertion immédiate de ma notice dans le Moniteur* qui rassurera les pays menacés et portera un secours assuré aux consuls français qui n'ont aucun moyen de lutter contre le Choléra, et restent vaillamment à leur poste sans avoir d'armes pour se défendre. Paris a déjà présenté plusieurs cas de l'épidémie.

« Monsieur le ministre Béhic, dont j'ai eu une audience il y a quelques jours, m'a refusé l'insertion au *Moniteur* en me renvoyant à l'approbation de l'Académie de médecine, c'est-à-dire à l'annulation de tout espoir. Voici depuis 1832 la quatrième épidémie de Choléra, et cette société *n'a rien pu trouver* pour le combattre. *En 1854 et en 1865*, depuis que le fléau a reparu, l'Académie de médecine n'a pas consacré *une seule* de ses séances à ce redoutable ennemi du genre humain. Incapable par elle-même, elle se borne à entraver ceux qui ont des moyens de salut.

« Pour vous-même, Sire, pour votre famille et dans l'intérêt de tous vos sujets menacés et terrifiés par le fléau, ayez confiance dans les paroles généreuses d'un médecin consciencieux et qui vous est dévoué. Le salut de tant de victimes est confié à votre immense perspicacité, vous seul pouvez agir. Veuillez ordonner et vous serez béni dans l'univers.

« Je supplie Votre Majesté d'agréer l'hommage du profond respect de

« Votre dévoué sujet,

« Achille HOFFMANN. »

Cette pétition n'arriva pas à l'Empereur, elle fut renvoyée, ainsi que les pièces probantes qui l'accompagnaient, par le sous-secrétaire du cabinet de Sa Majesté à Son Excellence M. Béhic, seul chargé des épidémies et du *Moniteur universel;* l'Académie empêche son initiative comme on l'a vu lors de mon audience chez ce Ministre; tout est donc arrêté irrévocablement, et partout le Choléra continue ses ravages.

Ayant complétement échoué au *Moniteur*, je fis une dernière tentative de publicité : je m'adressai au *Petit Journal* qui tire à 250,000 exemplaires. Son intelligent directeur M. Millaud, comprit qu'en publiant mon traitement curatif du Choléra, loin d'inquiéter, c'était rendre un immense service à ses lecteurs, et le meilleur moyen de faire cesser la panique générale. Il inséra donc ma notice le 28 août 1865. Dès le lendemain cinq cent mille personnes dans Paris étaient pourvues d'un étui d'*Esprit de Camphre*, et aucune d'elles ne conservait plus la moindre crainte. Honneur donc au brave directeur du *Petit Journal* qui, sans s'occuper de la ligue médicale a puissamment contribué au salut de ses concitoyens. Qu'on juge, par ce résultat, *du bien immense qu'aurait produit une publicité générale.*

J'allais oublier de dire qu'au commencement de juillet 1866 j'avais envoyé ma notice au directeur du journal *le Mémorial d'Amiens*, avec prière de l'insérer, dans l'intérêt de ses malheureux concitoyens. Pour toute nouvelle, quinze jours après, je reçus, sous enveloppe, une carte de visite du maire de cette ville. A ce sujet, j'écrivis à ce fonctionnaire, en le priant de s'informer pourquoi ma notice n'avait point paru, et voici sa réponse :

« Amiens, le 20 juillet 1866.

« Monsieur,

« Vous me demandez quel est le pouvoir occulte et tout puissant qui a empêché le directeur du journal *le Mémorial d'Amiens* d'insérer votre traitement infaillible et curatif du Choléra. Ce pouvoir réside tout bonnement dans la volonté du directeur lui-même qui administre et rédige son journal comme il l'entend. Et puis, je vous avouerai que s'il imprimait tous les moyens aussi infaillibles que le vôtre, du moins en parole, de guérir la maladie qui nous frappe en ce moment, son journal n'y suffirait pas.

« Je ne puis pas, Monsieur, vous donner d'autres renseignements, et je vous prie d'agréer l'assurance de ma considération distinguée.

« DHAVERNAS,
« Maire d'Amiens. »

De tels encouragements à ceux qui se dévouent au soulagement de l'humanité sont la justification de ces innombrables et heureux égoïstes qui ne s'occupent jamais des autres, ne pensent qu'à leur bien-être et à leur avenir : de cette manière, que de peines, que de tribulations, que de dégoûts ils s'évitent, et, de plus, ils ont l'avantage immense de ne point se faire d'ennemis.

INCONVÉNIENTS DU SILENCE

sur le Choléra

Les conseillers de la santé publique n'ayant à opposer au Choléra que des moyens hygiéniques, exagérèrent les précautions à prendre dans le régime alimentaire, à tel point, que le commerce des comestibles en a été singulièrement compromis. Pendant toute la saison d'été on n'osait manger ni melon, ni aucun fruit qui pour cette saison étaient vendus à vil prix. On redoutait tellement de se relâcher le moins du monde, qu'on mettait de côté tous les légumes, à l'exception des farineux, on vivait presque exclusivement de viande. Je regarde cette exagération dans le régime comme très mauvaise pour la santé, et dans ma clientèle personne n'a rien changé à sa manière de vivre ordinaire, et on a mangé toute espèce de légumes et de fruits, c'est le meilleur moyen pour se conserver en santé.

Il y a des personnes qui redoutent tellement la diarrhée, qu'elles ne voient de sécurité que dans un état permanent de constipation ; ainsi, pour éviter la maladie devenue un véritable épouvan-
on fait tout ce qu'il faut pour vicier la

constitution en déterminant la putridité intestinale qui conduit aux fièvres typhoïdes, cent fois plus à craindre que le Choléra, car il faut au moins 10 à 12 jours pour les guérir quand on en connaît bien le traitement, tandis que le Choléra le plus grave, pris à son début, cesse toujours en deux ou trois heures.

L'impuissance de l'Académie a pu seule lui inspirer la pernicieuse idée de faire garder le silence sur le Choléra dans les journaux! elle serait excusable, si l'on avait contre le fléau ses seuls moyens qui ne sont qu'une négation ; mais comme il est bien prouvé, par des milliers d'expériences et d'épreuves journalières, qu'il n'y a pas de maladie plus simple à guérir que ce prétendu fléau indomptable, l'Académie, le sachant tout aussi bien que nous, a sur sa conscience la mort des milliers de malheureux qui succombent chaque jour à l'épidémie, parce que dans son entêtement féroce elle ne veut pas conseiller au Ministre d'insérer mon traitement au *Moniteur*. Faut-il donc que tant de victimes continuent de succomber quand il serait si facile de les sauver; parce que d'impertubables savants s'entêtent à occuper un poste qu'ils ne peuvent plus remplir, et où ils se maintiennent malgré l'indignation publique.

En aucun cas il ne faut taire la vérité sur le

Choléra, parce que chacun doit pouvoir se préserver et se traiter de son mieux et comme il l'entend; or, quand on se croit en sécurité parce que la présence du Choléra a été dissimulée dans la ville où l'on se trouve, on ne se munit pas d'avance de ce qu'il faut porter continuellement sur soi pour n'avoir rien à craindre du fléau. Tous mes lecteurs le savent maintenant, un flacon d'*Esprit de Camphre* avec l'instruction apprise par chaque personne, et c'en est assez pour ne pas s'occuper plus du Choléra que s'il n'existait pas; mais pour cela, il faut que tous le monde soit averti et se tienne sur ses gardes.

CONCLUSIONS

L'Académie ne peut opposer aucune raison valable contre le traitement que j'ai rendu public dans l'intérêt de mes concitoyens et de l'humanité en général; je vais énumérer les avantages incontestables qu'il présente.

1° Comme on l'a vu dans mon *Instruction pratique*, page 10. L'*Esprit de Camphre* est le préservatif certain du Choléra; il suffit d'en prendre quelques gouttes pour n'avoir rien à craindre du voisinage des cholériques ni même de leur contact;

2° Il guérit, avec certitude et en peu de temps, tous les premiers symptômes du Choléra quels qu'ils soient. Souvent même il suffit seul dans des cas très graves;

3° Il est d'un emploi très-facile, on peut sans se gêner le moins du monde, en avoir continuellement sur soi, et personne ne doit y manquer;

4° La valeur du médicament est presque nulle;

5° Muni continuellement de son étui d'*Esprit de Camphre*, on se traite seul en route si l'on est atteint hors de chez soi par la maladie.

Or, pouvoir se passer de médecin est un avantage immense pendant les épidémies où tant de localités en sont privées complétement.

Pour que personne ne conservât la moindre crainte du fléau, il faudrait que mon traitement préservatif et curatif du Choléra parût *par ordre* au *Moniteur Universel*, puis dans chacun des grands journaux de Paris, ainsi que dans tous ceux des départements. Si quelques-unes de ces feuilles étaient récalcitrantes, ce qu'on ne peut supposer maintenant que la ligue médicale contre le progrès est connue, il suffirait, pour les décider, que quelques centaines de leurs abonnés leur témoignassent, par écrit, le désir de cette insertion.

Puis, comme les meilleures choses s'oublient, on aurait soin de reproduire chaque année la même publicité, au moins une fois, ce qui ne serait pas trop pour entretenir la sécurité.

Tout le monde doit savoir que le Choléra n'a jamais abandonné complétement les pays et les villes qu'il a visités une premiere fois; on dit qu'il a disparu quand il devient rare, mais jamais il ne quitte complétement. On remarque chaque année des cas peu nombreux, à la vérité, mais qui ont toujours *la même gravité*. C'est parce que je suis sûr de ce que j'avance, qu'on doit, pour sa sécurité complète, se résigner à porter *continuellement* sur soi un étui d'*Esprit de Camphre*, souvent, pour moi ou pour d'autres, j'ai été fort heureux de cette sage précaution. Dans ma famille, dans toute ma clientelle, tout le monde est toujours muni, et personne n'a l'idée d'avoir peur du Choléra. — On en parle comme d'une chose sans importance, et l'on déplore que tout le monde ne connaisse pas encore un traitement si simple et si sûr.

Beaucoup de personnes qui admirent les magnifiques travaux pour l'Exposition, redoutent que l'état sanitaire de Paris, s'il venait à se maintenir tel qu'il est, n'inspirât de l'effroi aux étrangers.

Si la marche que j'indique est suivie, tous les journaux étrangers reproduiront ce traitement si rassurant, et, dans aucune région le Choléra ne se maintiendra, car il semble se nourrir de ses victimes et disparaît promptement quand chacun se guérit immédiatement : il n'est à craindre que quand on en a peur et la peur n'existe pas quand personne ne succombe. Le Choléra sévit de nouveau à Marseille parce que les médecins ne veulent pas employer l'*Esprit de Camphre ;* qu'ils abandonnent dans les hôpitaux le soin des malades aux filles de la Charité, et la ville sera bientôt débarrassée du fléau, car ces bonnes sœurs, si dévouées à l'humanité souffrante, obtiennent chaque jour de grands succès par ce moyen infaillible que j'ai mis à leur disposition.

TABLE DES MATIÈRES

Paris. — Typ. [illegible], passage du Caire, 56.

Paris. — Typ. A. Appert,
Passage du Caire, 56

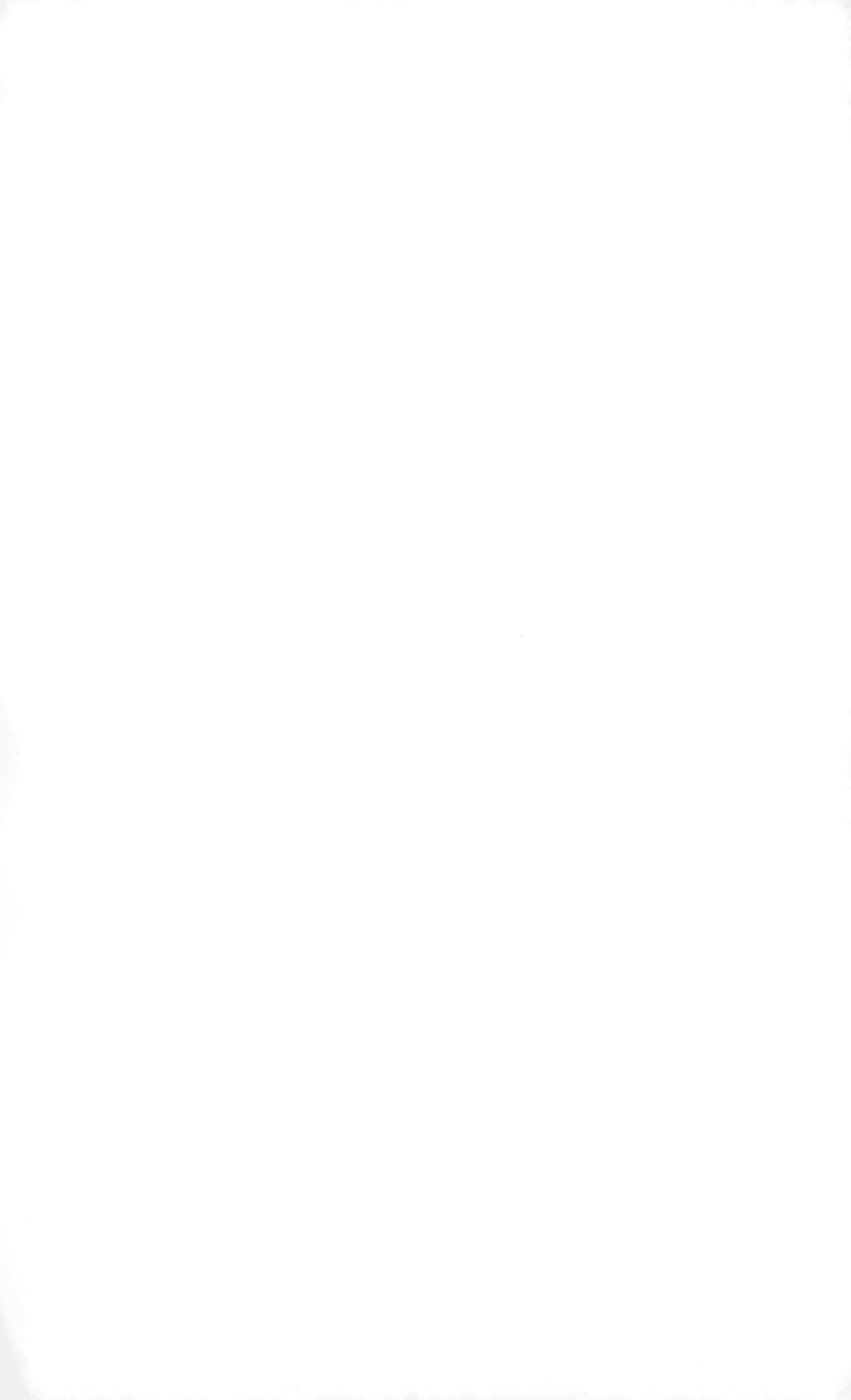

www.ingramcontent.com/pod-product-compliance
Ingram Content Group UK Ltd.
Pitfield, Milton Keynes, MK11 3LW, UK
UKHW012239240726
13966UKWH00003B/1163